# 誠情之愛

守護生命無止盡



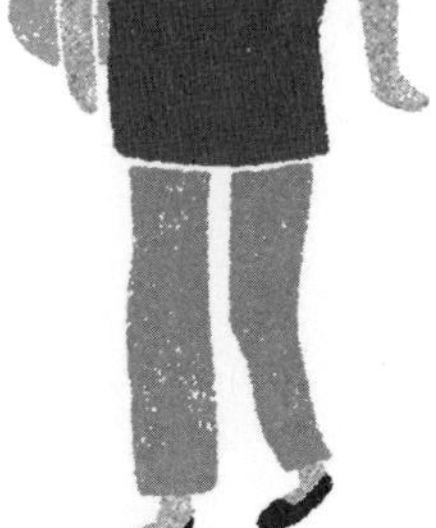

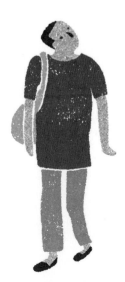

# 序

# 誠之情誼　愛滿醫療

一家醫院的團隊向心力，在危機發生期間，會自然而然展現！回顧二〇一五年的夏天，八仙塵爆意外發生後第一時間，因為傷者數目不斷增加，讓遠在三、四十分鐘車程之外的台北慈院趙有誠院長，未雨綢繆，即刻準備全院動員，後來也順利接下十二位年輕的嚴重傷者之治療與搶救。感恩在醫療團隊辛苦的汗水、不捨的淚水交織下，除一位傷重不治，其他病人都健康平安出院，醫療團隊與慈濟志工持續關懷，陪伴傷者復健朝向康復之路前行。

這段期間，台北慈院全院展現出合心和氣互愛協力的慈濟人文精神，互相支援，隨時補位，感動了家屬，激勵傷者有了奮鬥的勇氣，真正達成了「守護生命、守護健康、守護愛」的慈濟醫療使命。

其實，台北慈濟醫院自啟業以來，就朝向全人醫療的目標全力以赴，全院團結向上以進階升格「醫學中心」為目標。在專業精進不懈之餘，有著許多動人的醫病護病故事，每天都在院區各個角落默默上演著。

感恩全院醫師在院長室主管們以身作則帶動下，積極參與北區慈濟人醫會義診活動，踏出院區，走入社區，關懷貧病身心狀況，評估後，或定期家訪往診，或是接回醫院治療照顧，與社區志工接力關懷，愛不間斷。

一位黃先生因為僵直性脊椎炎，無法動彈，多年困在狹小樓梯的透天厝樓上，無法就醫，慈濟社區志工租用吊車，將黃先生從陽台懸吊下樓，送來台北慈院接受手術治療，擺脫疼痛，重新學習走路。慈濟志工深入山邊草叢，在沒有門牌的破爛違建中，找到腳部嚴重潰爛的陳先生，溫言軟語勸說害怕截肢的他來到台北慈院就醫，醫師也依約定，盡力保住他的腳。出院後，志工補助陳先生搬新家方便回診，接引他走入環保站，展開新人生！換心的獨居張先生，在器捐者大愛捐心，醫療團隊與志工聯手照顧下，不僅康復出院，志工還陪伴他返家懇求九十歲老母親原諒，從「心」出發、重新做人的張先生，更回到台北醫院擔任志工，見證醫療之愛也回饋社會。

這些動人的真實醫病故事，都收錄在這本新書《誠情之愛》其中，希望讀者閱讀了之後，能更理解到醫療救人不只是要醫病更要醫心，否則光救治了身體上的疾病，沒有顧好病人與家屬的心，很有可能讓醫療專業上的努力，因病人放棄自我或失去勇氣而前功盡棄。

慈濟醫療，志工作伴，台北慈院之所以能夠實踐「全人醫療」和「以人為本」的理想，要感恩慈濟醫療志工一年三百六十五天不休息，穿梭醫院各個病房，成為醫病溝通的橋樑，讓慈濟醫院成為充滿愛與希望的所在！謹以感恩心為文推薦此書。

慈濟醫療基金會　執行長

林俊龍

序

# 真誠真情　愛的醫療

對於「全人醫療」的境界，醫界的專家們及相關書籍各有詮釋，有人提出「以病人為中心」，有人說「身心靈照護」，也有人著重全人、全家、全程、全隊、全社區的「五全照護」，雖然字面上不同，精神卻是一樣的。台北慈濟醫院的宗旨「人本醫療、尊重生命」，基本上就是推動「愛的醫療」；以誠情之愛，真誠、真情去愛病人，運用自己醫療的專業，號召團隊，也聯絡自己熟悉的管道，想盡各種妙法解除病人身心之苦，以最真誠、最真情的心，照護每一位病人，這就是我們對「全人醫療」的詮釋。

在慈濟世界，最令人感動的就是付出無所求的「志工精神」。這個志工精神，是主動去發現別人的需要，主動提供協助，而且「甘願做歡喜受」。在台北慈院愛的醫療裡，我希望帶領醫療團隊具備志工精神，主動關愛病人，不一定要病人求救才伸出援手，要主動發掘問題、主動協助。每位病人入院時，我們除了治療他們身體上的苦，也評估他們的心理與情緒、了解社經困難、防治自殺意念等，藉由資訊主動聯繫所有團隊，跨團隊的一起為病人拔除病苦，這是台北慈濟醫院推展全人醫療的方法之一。

傳遞「全人醫療」精神，除了身教、言教的機會教育之外，如何準備一份教材、誰來擔任教學任務？團隊裡有多少比例的成員，已領會全人醫療精神，並帶領實踐？是我一直思索的問題。這是一件需要持續精進的工作，更是我們永遠追求的目標。所以在台北慈濟醫院，我們每年舉辦新人營，帶領新進同仁到慈濟長年關懷的弱勢家庭中膚慰、療傷、打掃清理，到環保站學習回收資源、愛護地球；辦理全人醫療分享競賽，讓同仁述說自己如何落實以病人為中心的照護，彼此互相學習。也將過去醫院發生的故事集結成書，讓更多的同仁可以從這些醫病間美善的故事中得到啟發。

這本書中的許多故事，都有慈濟志工精神。希望大家不只看到故事的人與事，還要看到背後的意義。就如飯糰阿嬤，醫護團隊不只照顧她的心，也照顧她的家，阿嬤爛腳苦了三十多年，終於有人可以幫忙醫治，醫護幫他們是自發而真誠的，揪團買飯糰的舉動令人感動；還有因為僵直性脊椎炎無法就醫的黃先生，他關節僵硬無法來醫院，我們就走過去，想盡所有妙法，集合所有的人力來幫他，最後大家看到他重新站起來，都很歡喜。更歡喜的是，不少病人感受到愛，身體好了以後也想去幫助別人，這是更完美的結局，愛的循環，我們醫人、醫病，也醫了他們的心。

八仙塵爆發生時，所有人的心都很痛，都想把愛給受傷的孩子，在我們醫院更是如此。但一份更深的期待是，我們不要在發生重大事件、心情極度撼動時，才將全人醫療做到那樣的極致。希望承平時的任何一個時刻、任何一個病人，都能得到最多、最好的關懷與照護，這樣就離全人醫療的理想目標更進一步。

「全人醫療」是醫院領航者的理想，我相信許多醫院的主管都有心帶領落實，但若未能獲多數同仁支持，推展就不容易，宛若費力拉一列很重的車。在台北慈濟醫院，我們推動的歷程，相對順利，因為有很多同心同志的醫護行政同仁及志工，大家一起努力朝共同目標邁進。我雖然身為院長，但自覺並不是走在最前面的人，而是參與在精進勤奮的隊伍中。一路上我見到很多值得學習的典範，這是台北慈濟醫院最令我著迷的地方。

在慈濟世界，我深切體認「助人為快樂之本」的真義。小時候只是單純背誦這句話，但在多年參與偏鄉義診、感恩戶的清掃、國際賑災等活動後，了解付出無所求的志工精神，才真正體會到那份助人的快樂。期望我們的醫學生、剛進入這個職場的各職類同仁，都能夠從全人醫療的實踐中，體會助人的快樂；那份人與人之間的誠情之愛，是人間最美的。

「全人醫療」要親身實踐，才能真心體會；唯有從實踐中得歡喜，才會真正成為醫護同仁的內修。全人醫療不是一個口號，是醫院裡的精神和氛圍。期待每位曾經在台北慈濟醫院服務過的家人，都能將人本醫療與尊重生命的種子深根於心，一生受用。

台北慈濟醫院　院長

趙有誠

# 目錄

# 【八仙塵爆】

對他人的苦痛感同身受，走入其生命中拔苦予樂，做他的知己和貴人。

——恭錄自《證嚴法師靜思語》

# 塵火無情　醫療有愛

文／徐莉惠

八仙塵爆事件是台灣史上最嚴重的燒燙傷意外，依據醫學文獻嚴肅推算，重傷者死亡率會超過一半。長達數月的搶救與治療，分秒必爭馬虎不得，考驗著台北慈濟醫院的應變能力和團隊默契。

．．．

二〇一五年六月二十七日晚間八點四十分，新北市八仙樂園發生台灣史上最嚴重的燒燙傷意外，灼傷了四百九十九條年輕生命，超過兩百人的燒傷面積大於百分之四十，二十多人高於百分之八十，其人數與嚴重度，創下全世界燒燙傷紀錄。

台北慈濟醫院先後收治十四位病人，最後長期醫治了十二位十七歲至二十七歲的傷者。整形外科醫師們依醫學文獻的資料，嚴肅的推算出這些重傷者死亡率會超過一半。從急診到加護病房、普通病房，長達數月的搶救與治療過程中，分秒必爭也馬虎不得，考驗著台北慈院上上下下的應變能力和默契。

事發當晚，趙有誠院長看到手機新聞，就請急診室先行準備，由急診室楊久滕主任啟動大量傷患機制，一百二十六位同仁立刻從宿舍及住家趕回急診室，醫院已就寢的醫療志工們也起床在急診待命。傷患一一送抵，經過檢傷分類和急救處理，分別安置於三樓及六樓的加護病房。為了避免感染問題，再於外科加護病房內緊急隔出正壓燒燙傷專區，將傷者集中治療，並調整加護病房進出動線，家屬會客改為視訊方式。

院內護理師不分單位、階級、不選工作，立刻投入大量人力組成換藥團隊，除了自己原本崗位的工作，下班後自己的休假時間也都全力投入。每位傷者換藥時，都大聲哀嚎，雖然打了止痛針，還是痛得發抖，護理師形容，連風吹過，傷口都痛澈肺腑。換藥班一組七至八位同仁，細心輕手的清創敷藥，每位傷者必須花費一至二小時。

為了讓團隊有更多支持的力量，趙院長商請花蓮燒傷中心派出資深的護理人員，陳玟君及王鐸蓉兩位護理師立刻連夜趕來，花蓮整外莊濬綦醫師、陳懷玉護理師、游婉茹護理師、賴筱凡護理師，大林整外許宏達醫師、麻醉護理師林惠美、黃淑芬、蘇詩筠，台中簡守信院長、整外楊超智醫師、張碧珊、張華

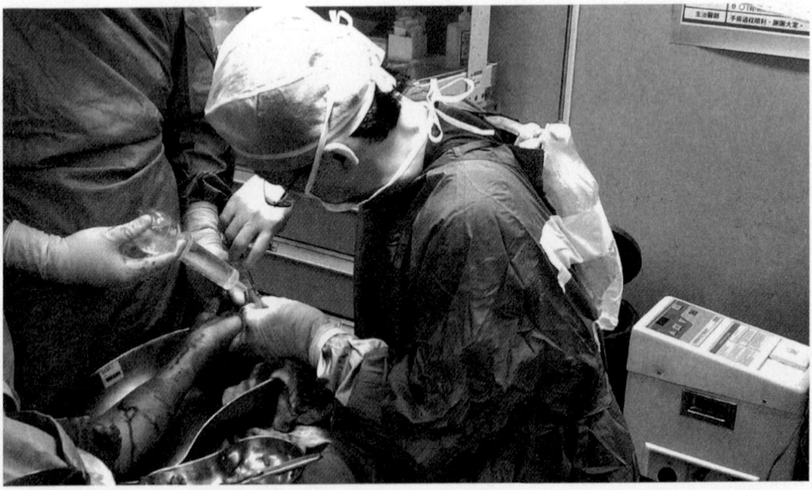

護理師製作簡單的冰袋，放在盧純德主任的背後降溫。（攝影／楊緒棣）

茹護理師，慈濟大學護理系彭台珠主任、謝美玲、怡懋．蘇米老師等都陸續前來協助。

家屬只能透過平板電腦與傷患視訊，許多家長拉著趙院長的手請求：「拜託院長，你一定要用最好的藥，救救我的孩子。」趙院長深深感受焦急和無助的心情，內心不捨也不忍，每天清晨五點鐘，代替這些父母們到加護病房看孩子。這是一整天最寧靜的時刻，沒有換藥和會診的忙碌，趙院長向醫師及主責護理師詳細詢問每位病人的身體狀況，全盤了解每項異常的檢驗數據，也走到床邊安慰病人，觀察生理各項器官變化。趙院長認為，「身為醫療團隊的總指揮，我必須代替父母監督團隊，整個流程不能有任何鬆懈或失誤。」他將這段寶貴的時間，視為一天之中最重要的功課。

每天上午八點及中午十二點半，趙院長分別召開跨團隊的行政及醫療會議，討論每位病人的傷口狀況、抗生素的種類、鼻十二指腸管灌食的情形，心肺功能、透析洗腎的進展、疼痛的控制、早期的復健、不正常的血液數字，白血球、血色素、發炎指數、肝、腎功能、白蛋白、鎂、鈣、鈉、鉀、細菌黴菌培養的結果等等。與會者除了一線醫護外、營養師、心理師、復健師、臨床藥師、社工師、麻醉疼痛專家、身心醫學、心臟、消化、胸腔、胃腸、感染、腎臟科專家們，分別從專業角度，討論每一個細節，共同決定下一步的治療方針，因為任何一點異常都可能影響預後。行政團隊和志工則是強力的後盾，備齊醫療物資、器材、藥品，與政府機關溝通、媒體訊息發布、開設諮詢專線、處理大量醫療廢棄物清運、社工及志工掌握每一位家屬照顧的細節。

幾位傷者初入院時，肺部受損嚴重，胸腔內科吳燿光主任在某次的團隊會議上報告，很擔心可能會失去幾位年輕的生命。就讀大四的林同學，全身有百分之六十五的燒傷面積，入院幾天後，肺部嚴重感染，緊急插管、裝置葉克膜，後來連尿液都沒有了，緊急再裝上洗腎機。吳主任表示她的病情急轉直下，也許保不住性命。當時與會者一片沉默，氣氛相當沉重，趙院長在主席的位置上，淡淡說出「不可以」三個字，嚴肅而非嚴厲，「攸關生命的大事，我們不可以輕易的放棄，一定要盡最大的努力。」趙院長賦予團隊極大的重任。

「不可以」放棄的信念，深植每位同仁心中。從加護病房到開刀房，短短不到一百公尺的距離，十四位醫護同仁小心翼翼地推著林同學的病床，有人護著葉克膜管線、有人顧著呼吸器、有人推著洗腎機……，將她送往開刀房進行清創手術。趙院長也在清晨探視時鼓勵她：「我們會很用心照顧妳，但是妳要加油，自己不能放棄。」終於在三天後，林同學脫離險境，陸續移除了葉克膜、洗腎機、呼吸器，住院一百二十五天順利出院，是台北慈院最後一位出院的塵爆傷患。

有一天清晨，趙院長到加護病房探視時，發現十八歲的張同學雖然打了嗎啡止痛，卻依然在夢裡痛醒。趙院長在團隊會議中提出來討論，醫護同仁說張同學右腿的傷口幾乎不會出血，趙院長推測可能是塵爆發生時的高溫使血液凝固起了變化，請周邊血管中心黃玄禮主任進一步檢查。張同學要上心導管手術檯之前非常驚恐，不曉得醫療團隊要做什麼處置，黃主任耐心的向她解釋半小時，終於同意上手術檯。檢查發現她的右大腿動脈有十三公分的血塊堵塞，小腿動脈也堵塞。黃主任運用導管技術，打通張同學腹股動脈的血管，當天晚上她難得好眠，醫療團隊都很高興。隔了兩天，張同學再度喊痛，大腿血流通了，小腿動脈卻又再次凝固阻塞，血流無法從心臟送到右腳，傷口不僅無法癒合更成為感染源，不得已可能必須進行膝下截肢保命。

這是個令人難過和遺憾的決定，而最大的難題是「該由誰去告訴她？什麼時候告訴她？」十八歲的年華如何接受這樣殘酷的事實，大家難以啟齒，趙院長想起一位周小姐，去年截肢左小腿後，不但走出生命幽谷，也發願樂意陪伴相同情況的病人，決定請周小姐前來協助。第二天清晨，趙院長探視張同學說：「技術上已經把血管弄通了，但小腿沒有血流，必須把壞掉的部分鋸掉。最近我們會請一位姊姊來陪妳，跟妳分享未來會面對的事情。」後來周小姐來到醫院跟張同學的家屬見面，同時多次到病床邊鼓勵她。截肢前後，張同學表現得勇敢，完全沒有掉淚。十八歲的女孩參加一場派對，結果失去了右小腿，院長不捨的說：「雖然我們沒有看到她哭，但不知道她內心真正的想法，是憂愁？難過？或自卑？」

面對台灣史上最嚴重的燒燙傷意外，台灣三十四家醫院全體總動員。台北慈院團隊就像一家人，平時已有絕佳的默契，一呼百應，全心投入。當整形外科盧純德主任為傷患清創植皮時，開刀房為避免病人失溫，將空

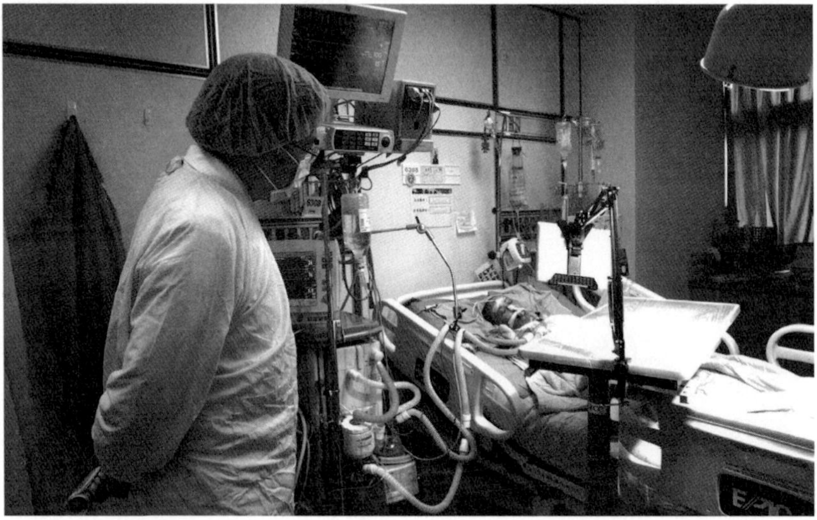

每天清晨五點到加護病房探視傷患，是趙有誠院長一天之中最重要的功課。（攝影／吳裕智）

調提高到三十度再加上烤燈，盧主任汗流浹背的進行手術，一旁的護理師製作簡單的冰袋放在他的背後降溫，團隊合和互協、彼此體貼。

秉持著「人本醫療、尊重生命」的核心價值，台北慈院寫下歷史性的一頁。趙院長說，「雖然台北慈院過往不是主責燒傷的醫院，同仁們臨陣上場，剛開始也許自認能力不足，但救人的使命責無旁貸，每位同仁都以父母心去關愛這些孩子，眾志成城，大家一起用心就沒有做不到的事情。」

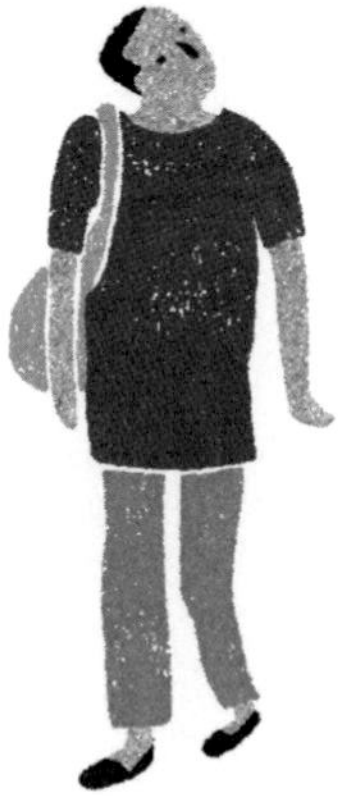

# 【全人醫療】

醫療行為不只是看病而已，若能將愛與醫療結合為一，醫病關係就會很溫馨。

——恭錄自《證嚴法師靜思語》

# 醫療有限愛無限

文／王慧蘭

一位四肢乾枯發黑，且有大片傷口的小妹妹，送進台北慈濟醫院小兒加護病房。小小身軀，卻承載強大病痛磨難，現場的每位醫護同仁，不忍又心酸。她是就讀國小五年級的吳小妹。

・・・

二〇一三年三月九日，台北慈濟醫院小兒加護病房出現一位四肢乾枯發黑，且有大片傷口的小妹妹。「看到吳小妹這麼大的傷口，大家都嚇了一跳。」廖美雁護理長和其他護理師不禁心頭一驚；小小身軀，卻承載如此強大的病痛磨難，現場的每個人都不忍又心酸。

就讀國小五年級的吳小妹，先前已在某醫學中心治療了四個月，無奈四肢發黑的狀況並未好轉，醫師建議四肢都做高位截肢，也就是四肢要從膝關節及肘關節以上截斷，但是吳小妹的父母不忍女兒就此沒了四肢，於是出院返家自行照料。慈濟志工在學校老師通報下，到家中探視。躺在床上的吳小妹，兩眼無神，發黑的四肢，讓第一次看到的志工驚訝之餘更紅了眼眶；越南籍的吳媽媽面對女兒的病況，顯得無依無助，話未出口就掉淚。吳小妹的父母婉拒經濟援助，只求大家救救他們的女兒。

台北慈院趙有誠院長回花蓮精舍時，得知此事便著手安排，要給予吳小妹適當的醫療協助。二〇一三年三月九日醫療團隊前往吳小妹家中，準備將她接來醫院。要把四肢都是大片傷口的吳小妹抱下床，再搭乘電梯下樓搭救護車並不容易，因為稍有碰撞，就可能造成嚴重的傷害。打零工維持家計的吳爸爸和在早餐店工作賺取微薄收入的吳媽媽，雙雙放下工作，抱著一絲希望陪女兒到台北慈院。趙有誠召集小兒科、骨科、感染科、整型外科、身心科、神經科及復健科等醫師，組成醫療團隊共同會診。商討過程中，醫師們個個神情嚴肅，不捨與心疼之情全寫在臉上；看著醫療團隊討論女兒的病情，吳爸爸和吳媽媽心裡深切期盼能有奇蹟出現。

## 醫療團隊傾力照護

趙有誠聽取各科醫師的分析評估後，當下決定由骨科洪碩穗醫師擔任主治醫師，並敦請醫療團隊成員務必傾力照護。吳小妹因為傷口面積太大又感染發燒，再加上嚴重營養不良，因此先收住小兒加護病房。趙有誠請社工師啟動慈善協助；關懷小組幫忙吳媽媽打點生活上的所需，讓她安心陪伴吳小妹，也讓吳爸爸能放心回去工作和照顧另一個女兒。

面對吳小妹四肢大片枯黑的傷口，洪碩穗表示，這次的醫療重點以傷口清創及換藥為主，「即使知道小妹妹最後還是得截肢，但我們希望能盡力為她多保留些肢體，因為她還會長大，骨頭有生長板，如果直接從上臂或大腿截肢，以後會變成大人的身體卻有小孩的腿，不僅不利義肢的穿戴，對日常生活及身體平衡也都會造成影響。」清創換藥時，洪碩穗小心翼翼地拆開紗布，輕輕撫摸四肢，修剪壞死的皮膚表層；儘管指甲已經發黑壞死將近半年，醫護人員依然徹底消毒每一個可能藏污納垢的部位。

為了縮短大面積傷口換藥時的疼痛，得動用多位護理人員齊力合

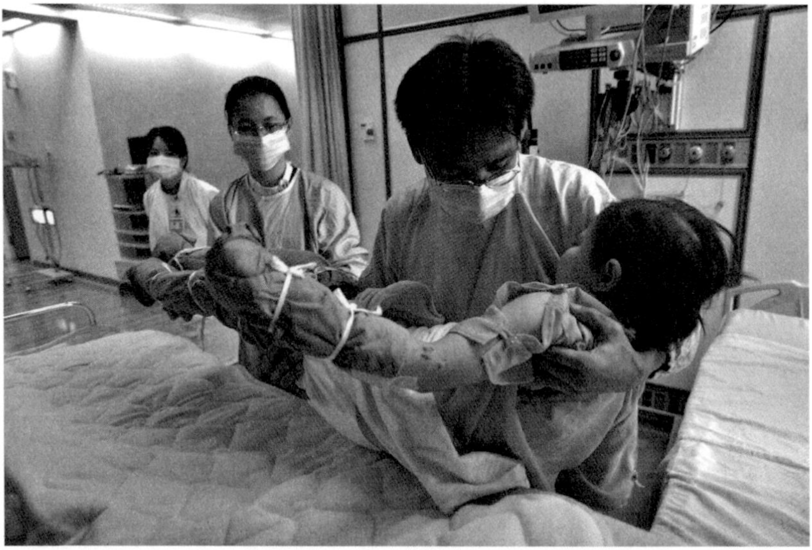

洪碩穗醫師與吳小妹間的感情，情同父母，吳小妹要回家前由洪醫師抱上擔架。（攝影／吳裕智）

作以節省時間。「每班的護理同仁只有四位，每次換藥至少要花上一個小時，臨床還有其他病人要照護，怎麼辦？」廖美雁正煩惱的時候，護理同仁卻貼心告訴她，「阿長，放心啦，我們每天都會留下來幫忙。」小兒加護病房的護理同仁自動自發協助換藥。幾個星期下來，吳小妹的傷口逐漸長出新肉，分泌物也變少了。醫護同仁培養出默契，合力清潔換藥的動作也愈發純熟，每次換藥時間縮短至半小時。此外，為了免去吳小妹換藥時，穿脫衣服的不便及對傷口造成的疼痛，慈濟志工也發揮巧思，縫製成前後兩片式的和服樣式，再以鈕扣結合，讓換穿衣服變得較為容易。

除了傷口的照護，護理師們還會找時間和吳小妹說話、玩耍，說故事給她聽，帶來漂亮的髮夾幫她打扮，就像對待自己的家人一般；洪碩穗也時常到小兒加護病房關懷吳小妹並與她互動，藉由刺激，期望她有朝一日可以坐起來，甚至能開口說話。在醫療團隊的細心照護下，兩個星期後，吳小妹臉部開始有了表情，她的微笑讓大家工作更起勁；她的皺眉，也讓醫護人員知道她的痛楚，提醒著大家在照顧時得更加小心。

## 帶著滿滿祝福出院

歷經近兩個月的努力，吳小妹的傷口感染和營養攝取都有很大的改善，第一階段的治療告一段落，可以先出院回家。趙有誠惦記著吳小妹，特別帶點心來關懷：「我知道妳想家，所以先讓爸爸媽媽帶妳回去。這是精舍師父送來的壽桃，還有蘋果、餅乾、巧克力，送給妳帶回去和妹妹分享，也是我們對妳的祝福。」聽了院長的祝福，生病後腦部受損無法說話的吳小妹，竟然流下淚來。

看著照片裡露出淺淺微笑、長相清秀的吳小妹，吳媽媽述說著點滴：「女兒是個游泳健將，也是媽媽的好幫手。」她萬萬沒想到，只是一場感冒，就奪走了女兒的人生，四肢乾枯發黑，只能神情呆滯的躺在病床上。全家人不想放棄治療，志工的關懷也不曾間斷。出院這一天，吳媽媽抱著用心照護吳小妹的洪碩穗，感動地哭了：「孩子生病沒敢讓越南娘家的人知道，當初來到台北慈濟醫院時也有許多不安和懷疑，但這段日子下來，心中的孤單在這裡找到依靠，台北慈院是我的第二個娘家，謝謝大家的幫忙。」不擅言詞的吳爸爸則向醫護人員深深鞠躬，口裡不斷說著「感恩」。

台北慈院社服團隊幫吳小妹準備了四大箱回家需使用的藥品及生活物資，當洪碩穗小心翼翼地從病床抱起吳小妹換到救護車的擔架上時，大家忍不住鼻酸，齊心給吳小妹一家人祝福打氣。回家的路並不寂寞，廖美雁和關懷小組同仁一路伴隨吳小妹回到家中，協助居家環境布置，並再次說明照護的注意事項，待吳小妹的父母完全理解，才放心地離開。

二〇一三年十月一日及十二月四日，吳小妹兩度入院，先後截去左邊及右邊的上下肢體，並進行植皮手術，現今正接受復健的訓練。吳小妹是洪碩穗行醫近二十年來，遇到四肢壞死最嚴重的個案，回想起照護吳小妹及與她相處的時光，洪碩穗眼眶泛紅，「當初看到一個健康的小女孩變成這樣，真的很不捨。」洪碩穗表示，醫療有其限制，如果動完手術、換完藥後就把她丟在一旁，那跟對待『植物』沒有兩樣。這次動用的人力很多，大家除了在專業上付出外，還投注愛心及關懷，讓吳小妹的精神逐漸恢復，並透過表情與肢體和大家互動，這些都已經超出原先醫療層面的預期。「沒有神的大能，但求盡其所能。」洪碩穗有感而發的說。

現在的吳小妹，智力退化到猶如幼兒，媽媽用打球的遊戲，訓練吳小妹手腦協調和肌肉復健，「妹妹來，自己過來，來打球！」吳小妹用力揮動手臂，球飛得老遠，「妹妹很棒喔！」曾經，吳小妹發黑的四肢，讓吳家人悲痛到宛如跌入深不見底的黑洞，雖然最後還是逃不過截肢的命運，但在慈濟人的鼓勵和陪伴下，吳家人找回愛和勇氣，擦去淚水，陪伴著懵懂的吳小妹成長學習，全家人也懷抱著期待重新出發。而慈濟醫療團隊與社區志工，也會一直陪伴在他們身邊。

# 擺脫僵硬人生

文／王慧蘭

二十年前的黃先生，有著如海軍陸戰隊員般英挺壯碩的體格，也曾是案子接不完的電腦資訊高手，萬萬沒想到有一天會成為全身筋骨僵硬疼痛、求醫無門，只能坐在椅子上吃喝拉撒睡的病因。直到遇見慈濟醫療團隊，才讓生命重現曙光。

• • •

「黃先生能走路了，你們快來看！」八B病房護理站裡，護理師廖佩儀埋頭寫著醫囑，不經意抬頭卻驚喜萬分，忙著交班的護理人員也紛紛轉頭，看到黃先生正拿著助行器一步步走來，現場頓時響起熱烈掌聲。從病房走到護理站約二十公尺的距離，是兩個多月以來，台北慈院醫護同仁、志工、家屬及黃先生本人努力的成果。

五十九年次的黃先生，二十年前有著如海軍陸戰隊員般英挺壯碩的體格，也曾是案子接不完的電腦資訊高手，萬萬沒想到有一天會成為全身筋骨僵硬疼痛、求醫無門，只能坐在椅子上吃喝拉撒睡的病囚，好幾年都沒法從住家的三樓下來，兩隻大腿也因髖關節變形，無法閉合，呈現「大」字型。直到遇見慈濟醫療團隊，才讓生命重現曙光；當吊車緩緩升起，將他從家中三樓陽台接出來要到慈院就診時，黃先生內心不斷吶喊：「總算有人理我了！總算有人理我了！」原本遙遠模糊的醫療之路，剎時在眼前透現。

**四年的椅子人生**

不到三十歲，黃先生即出現早晨起床腰間僵硬的病兆，但當時正值青壯的他不以為意，疼痛時就買止痛藥來吃。二〇一〇年病況急轉直下，僵硬及疼痛如蠶食般侵襲全身，導致脊椎、髖關節和膝關節因鈣化嚴重變形，最後只剩兩隻手臂可以自由活動。

多數人會好奇，這麼長的時間，怎麼不求醫，非得讓病痛拖累身體到這般地步？黃先生表示，當時孩子還小，白天老婆上班，他在家工作帶孩子，就這樣因為一時分不開身而延誤病情。嚴重時，黃先生為免去肢體移動的疼痛，再加上不願增添太太的負擔，他就整日坐在有輪子的椅子上，開始過著與椅子形影不離的生活。太太出門時，就把食物、日用品、尿壺等放在黃先生可活動的範圍內，讓他可以「滑」去拿；四年的椅子人生中，黃先生幾乎夜不成眠，「我只能讓自己很累很累，累到撐不下去時就睡在椅子上。」

二〇一三年岳母驟逝，黃先生猛然領悟生命的無常，再加上受到慈濟大愛劇場「心開運轉」蘇卿躬師兄故事的鼓舞，他開始積極尋醫。黃先生夫婦相繼和二十多個醫療院所或政府單位聯繫，但因為黃先生行動不便，無法出門就醫，這些單位也愛莫能助。「我真的想放棄了！」黃先生像洩了氣的球。這沮喪，讓一路陪著承受病苦的妻子看在眼裡，既心疼又心酸。黃太太除了照顧他的飲食起居，也承擔起家庭經濟支柱的角色，「有好幾次我自己也累到想哭，但能怎麼辦，還是要咬緊牙撐下去，如果我倒了，這個家就沒了。」當求醫被拒時，黃太太總是鼓勵丈夫：「我們不會一直這樣下去，一定會有轉機的。」

## 「吊」起轉機

二〇一三年十一月，台北慈濟醫院企劃室林怡伶組長接到衛福部陳科長的諮詢電話，詢問是否可以幫助一位無法自行下樓到醫院看診的病人，這位病人就是黃先生。趙有誠院長得知消息後一口答應，立刻請徐榮源副院長去電了解狀況，爾後又依地址派院長室張雁寒高專親赴苗栗的竹南探視黃先生，並依他的需求，邀請當地慈濟志工一起協助；徐榮源同時也召集醫護團隊、社工師商討入院醫療及照護細節。

當慈濟的醫療團隊出現在黃先生竹南家中時，黃太太知道「黎明來了」。因為黃先生無法行動，慈濟志工無法從狹窄的樓梯間抬他下樓，只得找來吊車，將他從三樓陽台接出來。吊車手臂啟動的那一刻，小學五年級的兒子說：「爸爸，你安心去治病，但是要答應我，等你能走路了，要帶我出去玩。」戴著志工準備的安全帽，黃先生點點頭。在大家合力下，黃先生終於順利到達台北慈院就診，經過醫療團隊評估解說後，黃先生決定年後把家庭安排妥當再進行手術。

二〇一四年四月初，黃先生入院準備接受手術治療。由骨科曾效祖擔任主治醫師，另外也邀請花蓮慈濟醫院名譽院長陳英和指導，為黃先生分別進行髖關節置換與脊椎矯正的兩階段手術。由於黃先生全身僵硬、關節嚴重變形，增加手術的難度，因此醫療團隊特別在開刀前先為他進行擺位，以確認肢體擺放位置的舒適與安全度，醫療團隊表示，擺位順利，手術等於成功一半。

四月十八日進行第一階段髖關節置換手術當天，麻醉部出動八人小組，以比照器官移植的規格為黃先生進行麻醉。麻醉部黃俊仁主任指出，由於黃先生全身僵硬無法平躺，為確保置放氣管內管的安全性，所以在病患清醒時，給以口腔及氣管局部麻醉，再藉由光纖鏡的導引，施行氣管內管插管。這次手術還運用超音波輔助確認頸動脈及頸靜脈相關位置，一方面要小心地避開頸動脈，同時在頸靜脈放置中央靜脈導管。特別的是，因為擔心黃先生在手術過程中失血量多導致

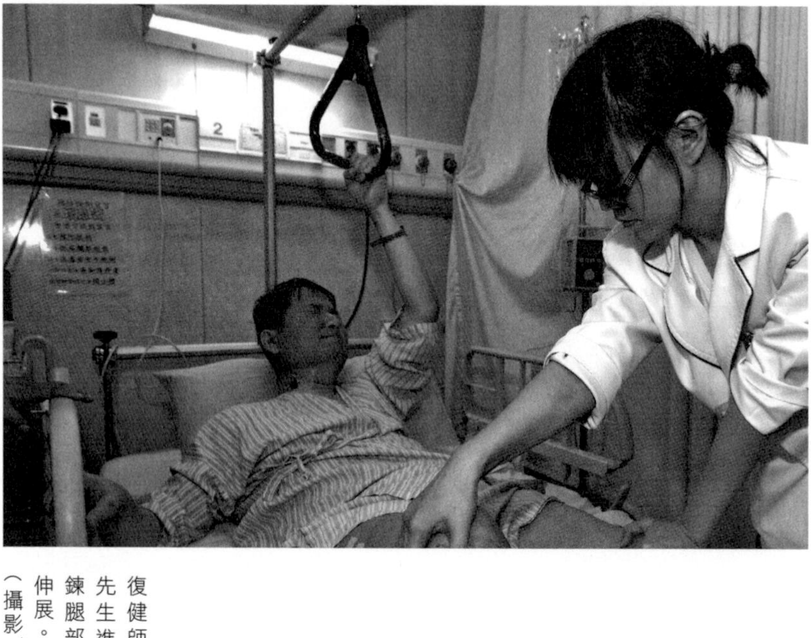

復健師辛依玲為黃先生進行復健，鍛鍊腿部肌肉並拉筋伸展。（攝影／陳振顯）

血壓波動大，所以也置入動脈導管，時時監控他的血壓及血氧濃度，確保手術順利進行。歷經八個小時的手術，陳英和與曾效祖謹慎處理已經融合的關節，而置換人工髖關節後的黃先生，雙腿鬆了，原本曲屈變形的關節，開始可以活動。

## 術後新人生

「四年來他不曾像今天睡得那麼熟。」黃太太不忍吵醒先生，輕聲的說。褪去手術後的疼痛，黃先生終於能「躺」下，在台北慈濟醫院的病床上安然入眠。

手術後第三天，復健師辛依玲開始指導黃先生做下肢復健及坐起的動作，鍛鍊久沒使用的腿部肌肉並拉筋伸展。彎曲膝蓋、伸直、抬腿、起身平坐等看似簡單的動作，黃先生卻得咬著牙使盡吃奶的力氣才能完成。「我怕痛做不到位時，她就推一把、拉一下，一個小女子居然讓我這個大男人在病房裡痛得唉唉叫。」黃先生說起復健過程的點滴，滿心感激復健老師的辛勞。

五月七日下午，辛依玲將輪椅推到病床旁，對黃先生說：「我們來試試坐到輪椅上。」病床與輪椅僅一步之隔，卻讓黃先生用盡全身力氣，才勉強離開病床，腿部肌肉為支撐他龐大的身軀抖動不已，靠著助行器的輔助，黃先生緩慢移動彷如千斤重的步伐。氣候陰涼，他卻汗如雨下，好不容易成功的「站」了起來並坐到輪椅上，太太推他到台北慈院八樓空中花園，呼吸到戶外空氣，黃先生不敢說話，很怕一開口就會落下男兒淚。那天外頭下著小雨，旁人都要黃先生到屋簷下躲雨，「他們不知道，對被疾病纏身，多年無法出門的我來說，淋雨是一種享受。」黃先生掩不住激動的神情。

僵直性脊椎炎患者的椎體會漸漸融合在一起，產生駝背的情形，頸部也顯得僵硬，無法轉動。因此在解決了黃先生髖關節的問題後，緊接著將進入第二階段的脊椎矯正手術，曾效祖要讓黃先生擺脫駝背的困境。由於脊椎矯正手術難度高、風險較大，曾效祖在手術前，根據變形的程度和椎間盤硬化度制定了詳細的手術計畫，也特地向黃先生夫婦解釋手術的方法。「我把自己交給你了。」黃先生滿是信任的對曾效祖說。

曾效祖在五月九日為黃先生進行第二階段的脊椎矯正手術，手術時由脊椎後方進入，先進行椎板及小關節的切除，使手術部位的脊髓及神經根完全顯露，避免矯正時受到傷害，再進行扳正、打鋼釘等步驟後，手術順利完成。

六月十四日，證嚴法師行腳到台北慈院，黃先生事前得知有機會見到證嚴法師後，準備了許多感恩的話語要表達，沒想到當天太緊張，腦筋一片空白，講不出話來。當證嚴法師親手幫黃先生戴上佛珠，並勉勵他要努力復健時，黃先生感動得淚水直流。

穿上背架、持續復健，黃先生的雙腿肌肉逐漸找回力量，靠著助行器，顫抖的腳從邁出三步到二十步；六月十九日，黃先生決定走到護理站，親自感謝兩個多月來照顧他、鼓勵他的護理人員，「我沒想到這輩子可以再走路，腳踩到地上的時候心情很複雜……」從黃先生入院就一直照護他的護理師廖佩儀說：「看著他一步步走來，很為他高興，也覺得很辛慰，照顧他那麼長的時間，終於有好的成果出現。」

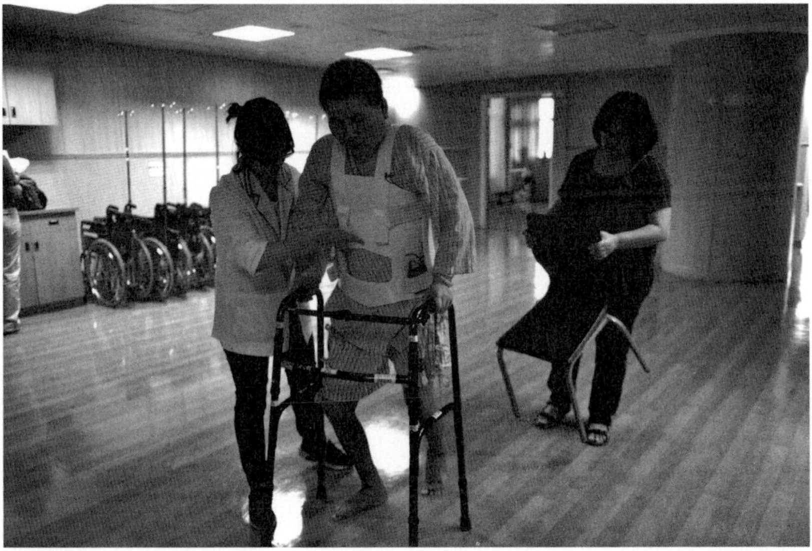

黃先生歷經手術、復健，終能腳踏實地邁步向前。（攝影／范宇宏）

在黃先生出院前夕，醫療團隊特別舉辦歡送會，黃先生準備了親手寫的卡片，一一感謝趙有誠院長及醫護團隊的照護，讓他重獲新生。黃先生還拿出入院時趙有誠與他結緣的竹筒，「我已經把竹筒存滿了，要捐作醫療基金。」而他的太太也發願，要帶更多竹筒回去分享給朋友，讓大家一起行善。

看著黃先生能「走」出醫院，曾效祖有感而發：「他的一小步是我們的一大步。病人是最好的老師，如果沒有這樣嚴重的個案，醫學不會進步；對病人而言，是我們幫助了他，反過來說，他也幫助我們醫院提升醫療水準。」

歷經病苦，曾經對生命失去盼望，黃先生在台北慈院醫療團隊及社工師、志工的照護下，重新站起來，他帶著大家的祝福，充滿信心繼續面對辛苦的復健之路，「我會鞭策自己，記住證嚴法師要我持續復健的話。希望將來我可以幫助更多人，也期待有一天，我能走去花蓮見證嚴法師，親自獻上我的感恩。」

# 移植心臟　移植愛

文／沈玉蓮、王慧蘭

渾渾噩噩過日子的張先生，沾染一身惡習，身體終不堪負荷。二〇一〇年，來慈院求診，診斷為嚴重心臟衰竭。經過心臟移植團隊為他做「換心」手術後救回他的命，心念跟著轉變，現在是一位快樂的慈濟志工。

•••

「台北慈濟醫院救了我的命，給了我重生的機會！」心臟移植病患張先生紅著眼眶說。出生於嘉義的張先生，十六歲開始學習木工裝潢，練就一身本領，跟著工頭跑工地，每天有二千八百元的收入，在三、四十年前算是高所得者。但他吃、喝、嫖、賭樣樣來，才剛領到錢，晚上就可以花個精光；對家庭毫無半點責任，母親費盡心思幫他娶來的泰籍妻子，也在產下一子後離開。他將兒子寄養在姊姊家，大專畢業後不知去向，自己則獨自北上討生活。

五十七歲的張先生渾渾噩噩過了數十年，沾染一身惡習，身體終於不堪負荷。除了中風造成半邊手腳不靈活外，心臟瓣膜也開過兩次刀，孱弱的身體讓他的生活在進出醫院中擺蕩，痛苦不堪，似乎生命的終點已經不遠。

## 沒有錢 怎麼換心臟

二〇一〇年，張先生的老闆好心建議他到台北慈濟醫院就醫，經過心臟外科謝大中醫師診斷為嚴重心臟衰竭，需要「換心」才能救命。謝大中當時就覺得這位初見面的病患，得花些功夫來照護，「由於患者病狀嚴重，又曾經做過二次瓣膜手術，將造成心臟移植手術上更多的困難；再者，他缺少家人陪伴，很擔心沒有照護系統接續。」謝大中一邊與醫療團隊討論治療細節，由器捐協調護理師余翠翠，將張先生的資料輸入器官移植等候者登錄表中，進行移植評估；另一邊，啟動醫院社服系統，安排照護事宜。

等待換心期間，張先生忐忑不安地思索著，「我沒有錢，怎麼換心臟呢？誰來照顧我？」社工師尹寸欣給了他安定的力量，「錢的事您先不要煩惱。我們會盡所有的力量，來幫忙您。」這對張先生來說，無疑是吃了定心丸。

二〇一〇年七月十八日晚間七點三十分傳來消息，東部某醫院有一位捨身菩薩捐贈了心臟。余翠翠趕緊聯繫檢驗科同仁待命，並通知張先生入院進行捐受贈配對檢查；移植團隊也跟時間賽跑，由心臟外科蔡貴棟醫師帶領取心小組，趕搭深夜十一點五十五分的末班火車，前往東部。隔天凌晨三點抵達捐贈醫院後，隨即於開刀房進行心臟摘取手術，並順利搭乘八點首班飛機回台北。

蔡貴棟一行人在外院取心的同時，諶大中已同步帶領另一組醫護團隊於十九日凌晨四點進入開刀房，為張先生心臟移植手術預做準備。因為張先生的心臟曾經動過手術，有組織沾黏現象，需先進行手術剝離，以便後續換心手術順利進行。就在謀大中和手術團隊協力清除好所有沾黏組織時，蔡貴棟剛好返院。兩個團隊齊心合力，歷經兩個小時的手術後，新的心臟順利移植到張先生身上，並於十一點五十分重新跳動。

不論是移植或重大手術後，病人需要的並不只是醫療，照護更是關鍵。謀大中說：「主治醫師、協調護理師、專科護理人員、醫技人員及社工、志工通力合作，每一環節都承擔病患很重要的照護工作。」而器官移植協調護理師余翠翠就像總管一樣，會找資源幫助病患、追蹤病患是否正常吃藥、有無併發症，及安排回診等等，因為和患者往來密切，最後幾乎都變成了病患的好朋友；而社工、志工後續情感上的支持，日常生活的協助，發揮了很大的功用。余翠翠多年來看著生命大愛的延續，對證嚴法師開示「生命只有使用權，沒有所有權」的理念感觸頗多，她說：「幫助受贈者順利移植，是醫療技術進步，突破自然法則的特權；能看到生命的重生，也是給捐贈者家屬最大的回饋。」

## 啟動善念找回愛

「我沒有人材，也沒有錢財，來到慈濟醫院，不論是醫護人員或志工都對我特別好，我好感動。」張先生治療期間，除了受到醫護團隊完整的照護，慈濟志工同時也啟動愛與關懷。在沒有家人朋友陪伴下，醫院志工成了他的家人，適時的給予膚慰與協助。

剛出院時，張先生除了到醫院回診外，其他時間又過著跟以往一樣的生活。慈濟志工想接引他參與志工培訓和做環保，但他都意興闌珊。有一次，張先生到台南參加廟會，因天氣太熱中暑昏了過去，他像流浪漢一樣在公園躺了一天一夜無人聞問，醒來後自己搭車回台北，志工前去關懷，問他：「要像流浪漢好呢？還是把時間拿來做慈濟比較有意義？」這次他終於點頭了，在志工陪伴下，走進環保世界，開啟了不一樣的人生。

張先生因中風過，有半邊手腳不太靈活；心臟開過刀，爬樓梯也容易喘，但做環保之後他發現，原來這是最好的復健，因為他體力變好了，在環保站又有很多把他當兒子的環保老菩薩來愛他，啟發他的善念。除了做環保，他還重拾木工手藝，到慈濟雙和靜思堂做木工、協助其他照顧戶修繕房屋；為了回饋，他開始募款；最勤奮的是到台北慈院當醫院志工，在服務台引導就醫民眾，同時以自身經歷在加護病房、心臟外科病房給家屬打氣，讓病患能夠更安心接受治療。

穿著志工背心，在病房分享經驗、安慰患者時，張先生總是把「我的」謊大中掛在嘴邊，「像我這麼嚴重，我的謊大中醫師都能救了，您不用擔心……」、「我的謊大中醫術很好，您不用煩惱啦！」一提到謊大中，張先生原本口吃的毛病就沒了，講話變得順暢無比。他說謊大中親切的笑容、爽朗的笑聲、對病人的關心、高超的醫術，讓人不禁要豎起大拇指。張先生還把謊大中當「麻吉」看，只要身體不舒服，或藥不夠了，就打電話給謊大中，謊大中一定會接電話，並馬上幫他解決問題，「我從來都沒看過這麼好的醫師，他讓我很信任，很安心。」

快樂做著志工的張先生，卻還有些事未圓滿，長期陪伴張先生的志工就提醒他：「證嚴法師常說有兩件事不能等——行善與行孝，你已經走進慈濟了，行善有了開始，行孝更是不能再等了。」對與家人失聯數十年的張先生來說，「回家」是一條遙遠的路，志工們知道張先生怯於跨出回家的腳步，總是在一旁鼓勵他，好不容易鼓起勇氣

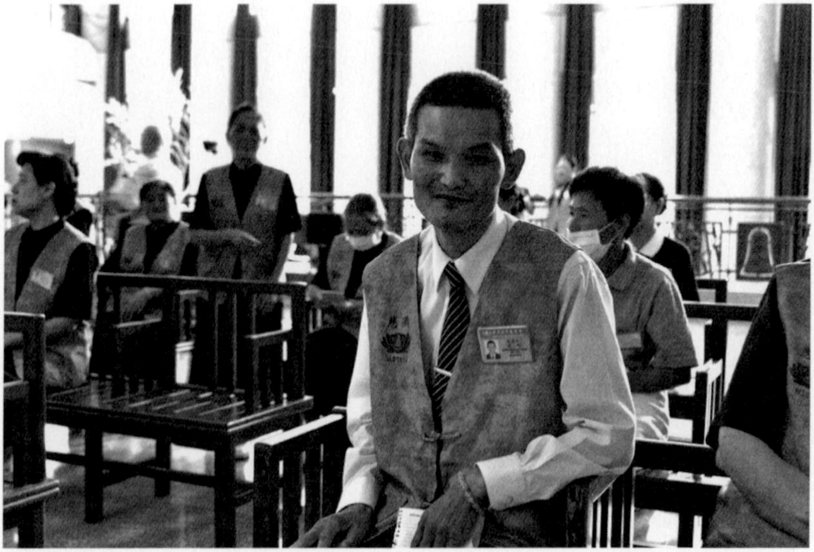

張先生到台北慈院擔任醫療志工分享經驗。（攝影／吳裕智）

邁向歸途，踏進家門時，家人的冷言冷語卻又讓張先生退縮。多年來陪伴張先生的慈濟志工王師兄要他不要放棄，一次又一次陪著張先生回家取得諒解。逐漸地，家人看到張先生的改變，也願意重新接納他，他在高齡九十歲的母親面前懺悔說：「我以前實在很『匪類』，太不孝了，是慈濟救了我，以後我會變乖。」重新找回和家人的互動關係，讓張先生欣喜不已，「我覺得我最大的收穫不是幫助了多少人，而是離開媽媽二十年後，終於又做回了媽媽的兒子。」沉浸在這份欣喜中沒多久，陪伴張先生回家的王師兄因癌末住進安寧病房，臨終時，張先生在病房裡哭紅了眼，並在王師兄耳邊輕輕地說：「謝謝師兄這段時間的陪伴，你安心的走，我會照顧自己、努力做慈濟，不會再走回頭路了。」

張先生換心後，心念也跟著改變了，不僅戒除惡習、重新找回與家人的連結，也願意奉獻自己、幫助別人；在讓張先生成功換心，重獲新生命的台北慈院，時常可以看到他助人的身影。二〇一四年，在台北慈濟醫院舉辦的「拼出重生擁抱希望、器捐宣導大愛循環」記者會上，張先生歡喜地簽署「器官捐贈同意書」，「我接受了許多人的幫助，讓生命得以延續，找回人生的價值，這得來不易的愛，將來有一天也要傳承下去。」他笑著說：「『我的』諶大中醫師也簽囉！」

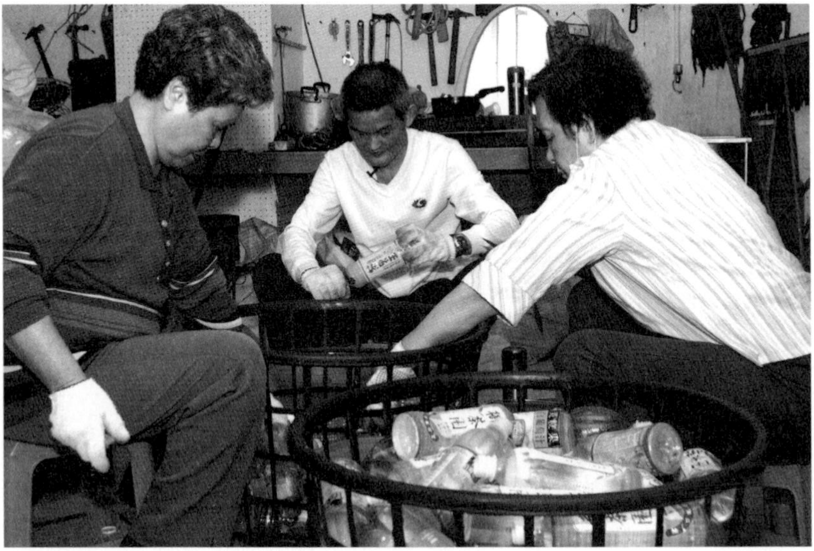

康復後的張先生投入慈濟環保志工行列。（攝影／簡元吉）

# 三軌連線齊護腳

文／朱文姣、王慧蘭

陳先生多年前到海邊撿拾九孔，右腳跟不慎被刺傷，長年沒有妥善治療，傷口化膿潰爛，細菌往內侵蝕到肌肉與骨頭。幾經就醫，醫師診斷皆告知需截肢。來到台北慈濟醫院後，醫護團隊努力為他護住了腳，免除截肢危機。

•••

台灣的都市，醫療資源豐富，醫院、診所林立，就醫方便；但在偏鄉，醫療資源相對缺乏，且居民多是老弱殘幼，為照護偏鄉民眾的身體健康，慈濟有一條鞭的系統。慈濟訪視志工深入偏鄉發掘需要醫療的個案後，人醫會志工提供往診服務，台北慈濟醫院則擔任後送單位，成為訪視個案醫療的後盾。三者連線，為偏鄉弱勢患者帶來醫療曙光。

二〇一三年八月二十五日，慈濟北區人醫會關懷基隆山區，一群人穿過荒煙蔓草，走在渺無人跡的小徑上，好不容易來到陳先生的家。眼前所見的「家」，是一個用帆布和木板拼湊、沒水沒電、內部堆積雜亂，也沒有門牌號碼的臨時搭建屋；六十三歲的陳先生，正獨自坐在門口，雙眼無神望著前方一片比人還高的芒草，蒼蠅正圍著他的右腳群飛亂舞。

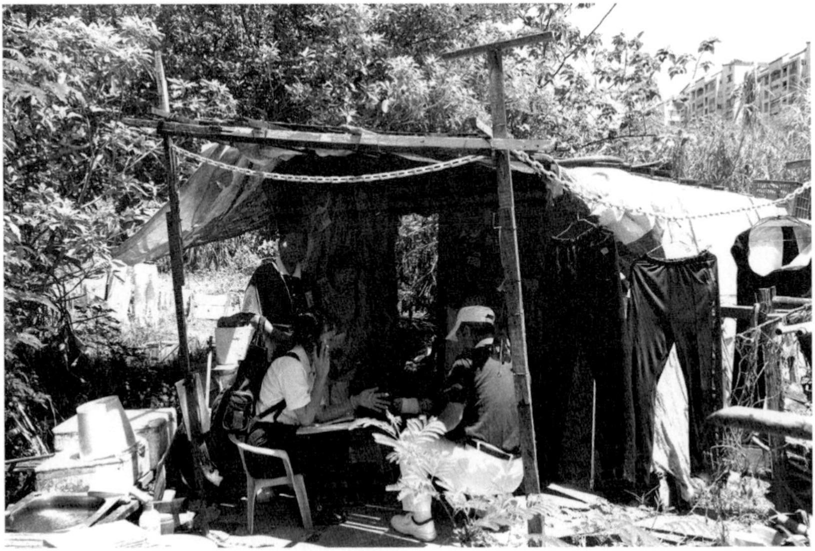

陳先生的家是一個用帆布和木板拼湊、沒水沒電的臨時搭建屋。（攝影／高武男）

## 反覆潰爛三十年的腳

陳先生是台東阿美族人，年輕時孑然一身從後山來到基隆，從事過打零工、跑船、捕魚等工作，生活無虞也怡然自得。三十年前的一場車禍造成脊椎受傷，無法勝任粗重的工作；後又因到海邊撿拾九孔，右腳跟不慎被刺傷，長年沒有妥善治療，造成傷口反覆感染，化膿潰爛，細菌漸漸往內侵蝕到肌肉與骨頭。幾經就醫，醫師診斷皆告知恐需截肢，讓陳先生懼怕得不想再尋求治療。因為腳傷無法工作，付不起房租，被迫搬來這個勉強稱為「家」的地方，靠著國民年金津貼過生活，長期腳傷的絕望，讓陳先生時常在朋友邀約下，用喝酒來麻醉自己。

人醫會醫療團隊如菩薩般，給陳先生送來一線生機。具有三十多年護理經驗的人醫會志工馬麗香，對看到陳先生傷口的那一幕，至今難忘：「打開陳先生右腳裹住的紗布，惡臭立刻撲鼻而來，他腳底的傷口大約三公分深、十公分寬。本來以為只有腳底，仔細看腳背上也有三、四處傷口，輕輕一碰膿血就噴出……再環顧他居住的環境，四周雜草叢生，屋內陰暗、掛在晒衣竿上的是幾條重複清洗使用的紗布……在在讓人不捨。」此外，陳先生因腳傷疼痛，使得他多數時間都坐在椅子上，臀部也有多處褥瘡。因為陳先生的病情棘手，不是每個月往診就能治癒，於是馬麗香與志工商量，即刻安排轉診台北慈濟醫院。

陳先生聽多了醫師「截肢」的診斷，不想再聽到了無新意，又讓人毫無盼望的宣判，而對就醫治療意興闌珊，幾經慈濟志工的勸說，才半推半就的到台北慈院來。

## 人醫志工連線護腳

感染科彭銘業醫師，檢查了陳先生潰爛三十年的右腳。「我的腳會不會被鋸掉？」陳先生不安的問著。「我們對於這個腳的治療應有把握。你放心，目前並沒有把截肢考慮在內。」彭銘業的回答安了陳先生大半的心。經彭銘業診斷，陳先生的腳傷已演變成慢性骨髓炎。這是因骨骼與周圍骨骼軟組織受到病菌的感染引起發炎反應，造成骨髓炎的細菌以化膿性的細菌居多。慢性骨髓炎是一種難纏的慢性疾病，經常會復發，可能需經過幾個月或幾年漫長的過程，接受一次又一次的清創手術、換藥、打針，甚至高壓氧治療，醫師及病人都得要有極度的耐心與毅力。

過去陳先生至其他醫院治療時，都因沒有持續服藥及換藥，再加上居住環境衛生欠佳，才使得傷口反覆感染，傷勢愈來愈嚴重。為了讓陳先生能進行完整的療程，彭銘業看診後便立即安排住院事宜。

以不截肢為前提，彭銘業開始訂定治療計畫。首先採樣傷口檢體進行細菌培養，再根據培養出來的五種細菌，施打六週抗生素，同時配合每日換藥。但是感染的細菌，不僅讓傷口又深又大，也已侵犯到陳先生右腳跟的骨頭，因此彭銘業邀請骨科洪碩穗醫師及整型外科盧純德醫師會診，討論進一步採用高壓氧和清創治療，控制發炎感染的情況，以利新的肉芽組織和微血管增生，讓組織修復速度增快。

在治療的同時，洪碩穗也努力尋找讓陳先生傷口更快癒合的方法。在詢問病史過程中洪碩穗發現，陳先生腳受傷前，曾因車禍脊椎受傷，造成腰椎第一節骨折，使得腳掌下壓較無力，近幾年也常出現右腳麻痺的情形，因此走路時，會把力量壓在後腳跟，如此便會影響傷口復原。洪碩穗認為，陳先生必須改變腳跟先著地的走路習慣，學習腳尖先著地，才能減少傷口壓迫的頻率。此外，洪碩穗還幫陳先生量腳訂製鞋底有特殊設計的減壓鞋，好讓傷口快些癒合。

陳先生住院治療期間，因對腳傷能否治癒的疑慮讓他悶悶不樂，病房護理長徐慧玲觀察到他外觀缺乏打理，先與慈濟志工一同幫他理髮，讓他有個清爽的儀表，之後便利用換藥時間與他談天，進行關懷，慢慢卸下陳先生不安的心防。漸漸地，陳先生臉上終於浮現笑容。另一方面，志工們也著手規劃陳先生出院後的生活起居。由於過去的住所極為簡陋，也沒有水電，且衛生條件不佳，不利傷口的療養，因此必須重新尋找住的地方。

出院當天，徐慧玲特別陪同陳先生回家，教導他換藥及傷口照護的細節。住進志工安排的新住所，十幾坪大的空間，基本的盥洗、烹調料理都沒問題。對陳先生來說，這與過去沒水、沒電的生活相比，有了一個舒適乾淨的家，讓他非常的感恩與滿足。

## 關懷不間斷

陳先生出院後的一段時間，因為天氣陰晴不定、氣溫變化大，趙有誠院長擔心影響陳先生身體健康，帶著醫療團隊和慈濟志工，前往陳先生的新家，探視他傷口的復原狀況，同時也帶著保暖的棉被給他禦寒。

雖然陳先生的腳傷已獲得控制，且居住環境也大幅改善，但慢性骨髓炎這個不定時炸彈，還是有可能因疏忽引爆而前功盡棄。因此，陳先生還是得每個月定期回診換藥、拿藥。台北慈院社工師林姿瑩擔心陳先生回家後，會因為距離的關係，怠慢了就醫，因此每個月都會打電話提醒陳先生前來看診；徐慧玲也時常透過 *line* 與社區的慈濟志工連繫，關心陳先生傷口及居家的狀況。

轉眼間，陳先生接受慈濟人醫會及台北慈院的照顧已近一年。當時第一位來看他的人醫會志工馬麗香，因往診和陳先生結下難得的緣分，對他的腳傷依舊惦記在心，在志工的陪同下，特別前來關懷。「哇！肉都長出來了。」打開紗布的那一刻，馬麗香又驚又喜。為了讓傷口復原更順利，馬麗香帶來台北慈院為陳先生訂做的減壓鞋，並教導陳先生穿上減壓鞋走路的要訣。

現今陳先生腳部的傷口漸漸復原，可以自己出門買菜，也能騎著腳踏車隨意來去，不用再面對截肢的恐懼。陳先生十分珍惜這份得來不易的健康，決心遠離酒友，戒了喝酒的壞習慣，甚至會勸導以前的酒友不要再碰酒了。陳先生從剛開始對慈濟的懷疑，到現在就像一家人般，他說：「只要我有需要，他們就隨時來幫我，比我的家人還關心我，有時候都覺得不好意思！」

二〇一五年二月農曆除夕前，為了幫獨居的陳先生增添年節喜氣，趙有誠和醫療團隊、志工帶著禮品和好話春聯，又到基隆去探訪陳先生。大家一一將春聯貼在陳先生家門，趙有誠還邀請陳先生以阿美族語跟大家拜年，可能太長時間沒機會說母語，陳先生直說他不記得了，趙有誠笑稱他是冒牌阿美族，也有人開玩笑說到：「陳先生，你不說，我們就沒辦法回去。」沒想陳先生立即幽默回應：「那就通通留下來，不要回去啦！」惹得大家樂開懷。

恢復正常生活後，陳先生越漸開朗，會輕鬆的和大家交談說笑；社區訪視志工繼續接力關懷的工作，也鼓勵陳先生找尋生活的重心，從愛惜大地的資源回收工作做起，找到自己的人生價值。台北慈濟醫院與志工、人醫會連線，守住了陳先生的腳，也讓他歡喜的找到人生目標。這樣的溫馨故事，持續在台灣偏鄉上演。

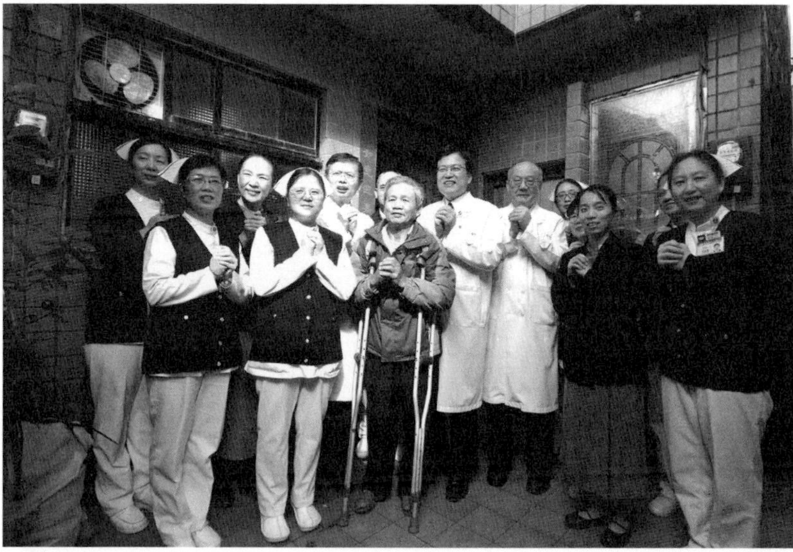

除夕前，趙有誠院長和醫療團隊、志工帶著禮品和好話春聯探訪陳先生。（攝影／高武男）

# 飯糰的滋味

文／王慧蘭

阮阿公和阮阿嬤相依為命，平日靠擺攤賣飯糰為生。阿嬤因為長年的腳傷惡化住進台北慈濟醫院，賣飯糰的事全落到阿公一人身上。護理人員於心不忍，發起飯糰團購，讓阿公可以早點收攤來陪阿嬤。

・・・

下午兩點三十分，慈濟志工推著推車，走進十二A感染科病房護理站，上頭放著的卻是三十個比拳頭還大的飯糰，徐慧玲護理長心裡覺得奇怪：「怎麼飯糰到了，卻沒看到阮阿公人影？」不一會兒，阮阿公從容往病房走來，經過護理站時跟護理人員說：「飯糰趁燒呷，我來去看阮某。」徐慧玲和護理同仁這才安了心。

## 醫不好的一雙小腿

阮阿公口中的「阮某」，是七十三歲的阮阿嬤。二〇一四年三月，阿嬤因為傷口感染合併發燒，被送來台北慈濟醫院急診室。醫護人員看到阿嬤潰爛、腫脹、組織液不斷滲出的一雙小腿時，已經覺得不可思議，進一步得知這一大片的傷口伴隨她生活已有十多年，更感到心疼。

阮阿嬤三十多歲時，因住家公寓日照不足，有天她到鄰家附近的草埔地晒被單，不慎跌倒，左小腿被石頭擦傷，回家用自來水清洗傷口後，便不以為意，所以也沒抹藥或看醫生，沒想到隔兩天傷口就腫起來；好景不常，過沒多久，當時在餐廳工作的阮阿嬤又因端湯不慎，意外將熱湯灑潑到右腿造成燙傷。從此兩腿的傷口便一路跟著她，日子久了逐漸演變成慢性潰瘍性傷口，年復一年，雙腳潰爛的面積愈來愈大。平日在家，阿嬤就斜躺在椅子上，裹著紗布的雙腳各自放在不同臉盆裡，滲出的黏液透濕紗布流入臉盆。雙腳潰爛嚴重的十多年來，阮阿公陪著阿嬤跑遍大大小小的醫院，接受過高壓氧、清瘡、植皮等治療，但都失敗，「沒法度，醫袂好！」阮阿公無奈的說。其間也有醫師建議截肢，阿嬤很難接受，「醫腳已經花很多錢，我若沒有腳，就不能甲阮尪作伙做生意賺錢。」隨著日子一天天過去，看著雙腳潰爛的面積愈來愈大，阿嬤對雙腿復原也不敢再抱什麼希望。

由於兒女都不在身邊，因此，阮阿嬤長期忍著雙腳的疼痛，和大她六歲的阮阿公相依為命，一起擺攤賣飯糰，賺取微薄的生活費。清晨阿嬤準備包飯糰的材料，阿公會幫忙洗米煮飯，然後兩人一起推著攤子，到中和地區的捷運站旁叫賣飯糰。現今阿嬤住院了，賣飯糰的事全落到阿公一人身上。

**召開會議　全人照護**

感染科彭銘業醫師看過阮阿嬤的檢查報告後，發現阿嬤除了傷口潰爛外，還有長期營養不良、嚴重貧血、電解質不平衡等問題，於是立即召開團隊會議，與護理師、營養師、藥師、社工師共同討論後續治療及照護問題；並多次會診整形外科盧純德醫師，討論清創及未來可能植皮的手術細節。由於阮阿嬤家中經濟不算好，營養師蘇宜君主動提供營養品給阿嬤補身體，社工師林姿瑩也協助申請社會補助。

住院期間，阮阿公因為要賣飯糰，無法時常到醫院探望阿嬤；而阿嬤掛心先生的生活起居和賣飯糰狀況，情緒十分低落，加上傷口癒合速度慢，時常哭泣嚷著「不想活」。護理同仁擔心阿嬤不吃飯，輪流將三餐親自拿到她手中，並時常幫阿嬤打電話給阿公關心狀況，好讓阿嬤安心治療。

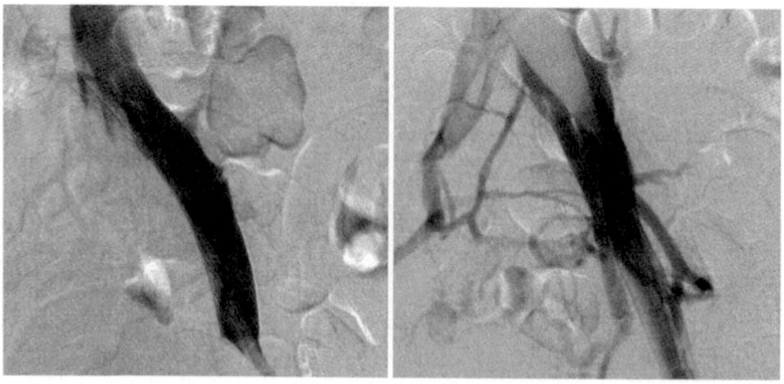

右／阮阿嬤血管打通前。
左／阮阿嬤血管打通後。
（圖片提供／吳典育）

趙有誠院長關切阮阿嬤的病況，探望時發現她潰瘍腫脹的雙腿，有嚴重的色素沉著現象，研判是慢性周邊深部靜脈阻塞的疾病造成。經過十二A感染科醫護同仁細心照料及清創傷口後，將阿嬤轉至十三B心臟科病房，請來心臟內科吳典育醫師幫阿嬤進行血管檢查及手術。

「通了！通了！」吳典育在阿嬤下肢大靜脈裡成功疏通管腔也放置支架，終於讓阻塞多年的深部大靜脈重新暢通。當血管打通的那一刻，阮阿嬤的雙腿就像是吹脹的氣球洩了氣，立刻出現皮皺現象，也免去截肢的威脅。另外，因為阮阿嬤長期臥床，腿部有萎縮現象，為讓阿嬤在傷口復原後能恢復行動能力，復健師也積極幫她進行復健，找回肌肉的力量。

## 飯糰的滋味

十三B病房的護理同仁發現，阿嬤獨自在病房時總是鬱鬱寡歡，時而睡覺、時而發呆，有時還會語無倫次。但只要阿公來看她，她的臉上就會洋溢幸福笑容。有一天，阮阿公沒有到捷運站賣飯糰，早上就來醫院看顧阮阿嬤，但阿公嘴裡直嚷著：「今天沒做生意，沒瑣費（零用金）。」聽到阿公的困擾，十三B護理長林思吟靈機一動，腦中浮現「買飯糰」的念頭。於是，十三B發起飯糰的團購，護理同仁接連幾次買阿公的飯糰，林思吟說：「阿嬤知道阿公要做生意，但又希望阿公早點來醫院陪她，心裡很矛盾；我們也要吃飯，所以就買阿公的飯糰，一方面可以幫忙阿公家的生計，另一方面又可以讓阿公早點收攤來看阿嬤。」

為了感謝醫護同仁的照顧，阮阿公送來特大號的飯糰；同時還貼心考量大家的健康，飯糰裡特地不放油條。

在階段性治療完成後，阿嬤出院休養一段時間，又因感染發燒返回台北慈院接受進一步治療。十二A病房徐慧玲護理長到病房看阿嬤時，發現她又眉頭深鎖、面露愁容。走回護理站，徐慧玲跟同仁們說：「今天中午我們吃飯糰！」

這天中午，十二點的用餐時間過了許久，阮阿公還沒出現，護理同仁的心情就像灰姑娘聽到午夜鐘響般焦急起來。下午兩點三十分，飯糰終於到了，阿公也來了。看到阮阿嬤露出笑容，飢腸轆轆的護理人員這才放心地咬下飯糰，這飯糰的滋味，甜甜的；心，也暖暖的。

考量阮阿公年事已高又要做生意，無法專心照顧阿嬤，於是社工師林姿瑩幫阮阿嬤在醫院附近找了護理之家進行安置，也方便就近探視關懷。林姿瑩和護理人員時常抽空探望阮阿嬤，並為她帶些營養補給品。在醫護人員悉心照護下，阮阿嬤的雙腳在經過近十個月的治療後，有明顯進步；潰瘍的傷口復原了三分之二，並逐漸長出新肉，原先色素沉澱發黑的地方也變淡許多。彭銘業說：「當初看到阮阿嬤的傷勢，再加上她有許多併發症，對治療其實沒有十足的把握，但在大家的努力下，總還是撐過來了，而且狀況愈來愈好。」

## 護理長的「護膚」療程

在阮阿嬤雙腳情形明顯進步後的一個月，傷口復原似乎進入停滯期。社服室主任吳芳茜，邀約接受過傷口護理專業訓練的好友——心蓮病房護理長陳美慧，下班後到護理之家探視阮阿嬤，想要找出傷口復原緩慢的原因。之後，陳美慧與林姿瑩又花了近一個月的時間，每天下班後到護理之家觀察阮阿嬤換藥及傷口的狀況，他們發現阮阿嬤小腿角質層增厚，會阻礙藥物吸收，不利傷口復原。陳美慧根據觀察到的狀況，與傷口護理師溫茱雅討論調整傷口照護事宜。接下來一個月，陳美慧與溫茱雅每週一至週四，輪流利用中午休息或下班時間，帶著善心人士捐贈的新敷料，義務至護理之家幫阮阿嬤換藥，由於新敷料具有舒適性、藥品吸附量佳、減菌等優點，對阿嬤傷口復原十分有幫助；有時也將阿嬤接回醫院，進行「護膚」療程。

病房裡播放著輕柔的音樂，阮阿嬤躺在病床上，陳美慧找來志工幫忙。先讓雙腳浸泡熱水軟化角質後，再抹上去角質藥品，陳美慧和志工輪流用雙手搓去阿嬤腿上厚厚的角質層，連腳趾頭都不放過，之後再幫阿嬤擦上乳液，防止皮膚乾燥。阮阿嬤的皮膚在大家的護理下，光亮柔滑許多，坐在一旁的阮阿公笑著說：「真享受！」阮阿嬤也開心地說：「我好像在做*SPA*，好舒服喔！」在這般細心照顧之下，阮阿嬤的傷口復原狀況大有進展。

二〇一五年二月十七日農曆除夕前，趙有誠院長和醫院同仁準備了實用的保溫罐等生活用品，親自送到護理之家給阿嬤，祝她新年快樂。「因為有你們，才有現在的我。」阮阿嬤眼眶泛淚地感謝台北慈院醫療團隊。

一雙原本被放棄的腳，一個遲暮之年的生命，對台北慈院醫護同仁來說，都是值得好好照護與珍惜的，這也是「守護生命、守護健康、守護愛」的最佳寫照。

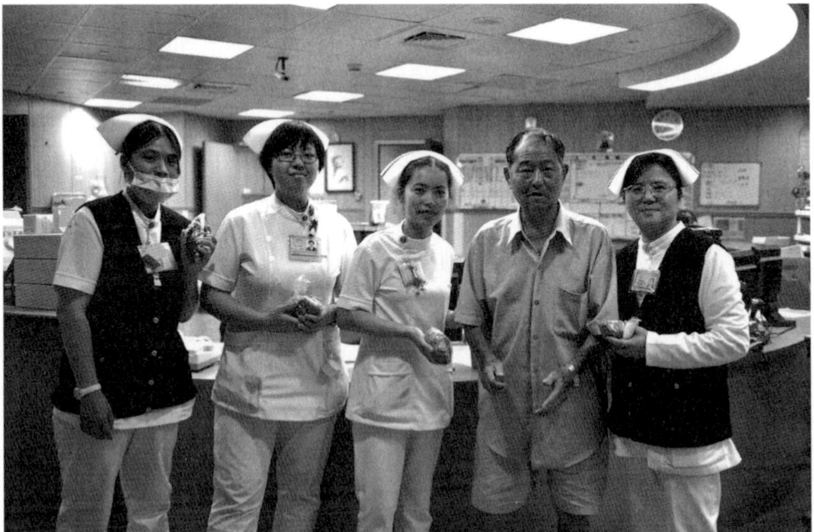

護理團隊將阮阿公視為自己的長輩。（攝影／范宇宏）

#【人醫之愛】

立心志、盡使命，為苦難眾生療治身心。

——恭錄自《證嚴法師靜思語》

# 揭開密碼　彌補缺憾

文／王慧蘭

蔡立平投入小兒遺傳疾病研究二十多年來，致力於揭開罕見疾病背後的成因及治療方法。面對罕病患者，他曾經無助過，但不放棄任何一個治療的希望，期待為罕病家庭找回生命復原力，不再留有遺憾。

・・・

懷孕生子本是件喜事，希望孩子健康長大，更是所有父母最平實的願望，然而對全台九千多位罕見疾病孩子來說，「健康」、「長大」可能是奢望，他們更是父母一輩子放心不下的牽掛。

什麼是罕見疾病？在台灣，把年盛行率低於萬分之一以下的疾病稱為罕見疾病，目前我國政府公告的罕見疾病有二〇四種，大部分都是遺傳疾病。較為人熟知的包括：普瑞德威利症（小胖威利）、重症海洋性貧血、成骨不全症（玻璃娃娃）、黏多醣症（黏寶寶）、脊髓性小腦萎縮症（企鵝家族）等，這些疾病在國內已知的病患人數從數百人到千餘人不等，更有一些罕見疾病，在全世界僅有數個病例，你我都鮮少聽聞。

## 二十二號染色體缺失　醫護奮力搶救

小閒是家裡的第二個孩子，姊姊出生至今身體健康，所以當台北慈院小兒科主任蔡立平告知剛出生的小閒是個「特殊」孩子時，小閒的父母驚訝不已，「護理人員告訴我，小閒會哭到臉發黑，沒想到檢查發現孩子罹患罕見疾病。我和先生都很健康啊！」張媽媽百思不解。

經過檢查發現，小閒有先天性心臟病「法洛氏四重症」。另外胸部 X 光攝影顯示小閒沒有「胸腺」，也就是說小閒身體沒有能力產生免疫T細胞，只要一有細菌入侵，她完全沒有抵抗力。再者，一般人張開嘴巴照鏡子會看到水滴型的懸雍垂，但在小閒口腔裡卻看不到，這在醫學上稱為「先天顎裂」。種種先天症狀，讓蔡立平判斷，小閒罹患的是發生率十萬分之一的遺傳疾病——狄喬治氏症候群（*DiGeorge Syndrome*）。狄喬治症候群是發生在第二十二號染色體缺陷的疾病，又稱為「*CATCH22*」，患者的生命隨時處於危機中。

台北慈濟醫院小兒科蔡立平主任，投入小兒遺傳疾病研究二十多年來，致力於揭開罕見疾病背後的成因及治療方法，希望為罕病家庭找回生命復原力，不再留有遺憾。在蔡立平領軍下，小兒醫療團隊全力與 *CATCH22* 奮戰，搶救小閒的生命。

十四個月，兩百六十五天，小閒都在醫院裡，連一歲生日也在病房裡度過。

生日當天，病房的護理人員和醫師特別準備了蛋糕幫她慶生，歡樂的氣氛裡，夾雜著淡淡的憂愁，每個人都祝福小閒能早日康復，雖然心裡知道這是個不容易實現的願望。

第二次開心手術後，這個眾人祝福的小女孩，還是無法戰勝病魔，在加護病房努力兩個月後，離開人間。「小閒可能知道自己要回去了，我前一天到加護病房看她時，她一直對我笑，笑得很開心……。」雖然已事隔多年，但張媽媽還清楚記得女兒臨終前那如同天使般的笑臉。

## 釣魚技術避免遺傳悲劇

小閒因罹患罕病過世的失落，並沒有打擊張家夫妻想要再為家庭增添新成員的決心，「結婚時就決定要生兩個，我們要再拚拼看」。陪著小閒父母走過與 *CATCH22* 罕病奮戰、終至失去小閒的過程，蔡立平完全能體會他們想求個正常孩子的期盼，所以先安排爸爸和媽媽進行產前的遺傳診斷檢查，解開染色體缺陷的謎題。

檢查結果發現，張媽媽是第二十二號基因缺失的帶原者，也是造成小閒先天缺陷的主要原因，這個結果讓張媽媽先是意外震驚，繼而沮喪又難過。蔡立平告知，這種疾病就像擲銅板一樣，有一半機會遺傳給下一代。不過，現在的醫學技術已經可以有效篩檢，避免再度發生遺傳悲劇。

遺傳疾病並沒有打擊夫妻間的感情，張媽媽勇敢懷孕，第九週時蔡立平為她做子宮絨毛膜採樣，進行產前基因檢測。這項遺傳診斷技術稱為「螢光染色體原位雜交技術」（*Fluorescence In Situ Hybirdization*），簡稱釣魚技術（*FISH*）。蔡立平說明，這種技術是把某染色體基因片段做成探針，並用特別的螢光染色，和檢體中的特定基因進行配對，配對成功就會閃現螢光，顯示檢體基因正常；若配對不成就沒有螢光，表示胎兒的基因有缺陷，整個過程就像釣魚一樣。

張媽媽子宮絨毛膜檢體在顯微鏡下，清楚可見胎兒兩個第二十二號染色體的 *q11* 位置正常，代表寶寶染色體正常。接到醫院告知的好消息，張媽媽喜極而泣，終於可以放下一個月來，那顆等待檢驗報告出爐忐忑不安的心。

縱使對檢測結果很有信心，但孩子未出生前，誰也不敢保證寶寶是否真的健康。小兒科和婦產科團隊在張媽媽懷孕的過程中，仔細監控胎兒的各項發展和變化，以確保胎兒在媽媽體內的發育一切正常。二○○八年十一月，張媽媽順利產下一名男寶寶（小名愷愷），經由醫師詳細檢查，寶寶心臟功能正常，也沒有先天性免疫不全的疾病，是個頭好壯壯的健康寶

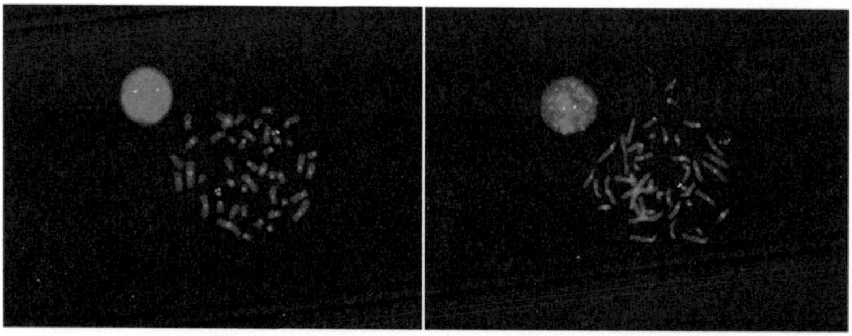

右／正常的 22 號染色體。
左／小胖有缺陷的第 22 號染色體。
（圖片提供／蔡立平）

寶。這個結果不僅彌補了一家人的遺憾，也鼓舞了小兒科團隊。

台北慈院十周年院慶前夕，張媽媽帶著小閒的姊姊和已是幼稚園大班的愷愷到小兒科和婦產科，感恩當年照顧他們的醫護人員。面對母子三人的到來，大家都驚喜不已。張媽媽說，愷愷現在有二十幾公斤，身高排在全班前三名。「阿伯，謝謝您對我們的照顧！」接下愷愷雙手奉上親手製作的卡片，蔡立平笑得合不攏嘴，「沒想到愷愷長這麼大了，看到他健康是我們當醫生最感到高興的事。」

## 以預防醫學角度看產前基因診斷

「為什麼產檢時都說正常，孩子生下來後卻告訴我這是基因遺傳的疾病？什麼是罕見疾病？」蔡立平常遇到家屬問這樣的問題，讓他相當無奈。蔡立平指出，如果沒有產下異常的孩子，真的很難在正常的父母身上，了解是否帶有足以致病的異常基因。兩個正常父母的基因組合，就已經包含了許多可能性，要在人體兩萬多個基因當中尋找出異常的基因，就像是大海撈針。所幸，這些異常的寶寶就像捨身菩薩一樣，讓醫學由診斷、治療往前延伸到可以預防的角度來思考，透過產檢基因診斷，防範罕見、先天、遺傳方面的疾病於未然。

蔡立平利用分子醫學技術，已經幫助十二位遺傳疾病帶原的孕婦進行產前診斷，其中八位產下健康嬰兒，四位中止妊娠，準確性達百分之百。蔡立平也在台北慈院結合分子共同研究室，開發罕見暨遺傳疾病的基因分析，協助臨床診斷，至今種類達二十六種，其中十一種為國內唯一開發的基因檢測，也接受國內各醫學中心的轉檢。在蔡立平的力促下，二〇〇九年底，台北慈院率全台之先，在產檢時把「X染色體脆折症產前母血篩檢」納為常規篩檢，進行帶原婦女的產前檢查，預約健康的孩子。

## 因為需要所以我在

一九九三年，當蔡立平決定投入罕病及遺傳研究與臨床診斷領域時，前輩曾告誡過他，「這條路很孤寂，也會因這些疾病可能沒辦法治療而灰心。」二十多年來，在他的門診中診斷出的罕見或遺傳疾病有七十多種，這些家庭不僅要面對生命的無常，還可能面臨婚姻劇變、工作轉換、經濟失衡、家庭破碎，甚至社會眼光的殘酷考驗，過程中不知有多少患者及家屬在他面前落淚。蔡立平曾經無助過，但他

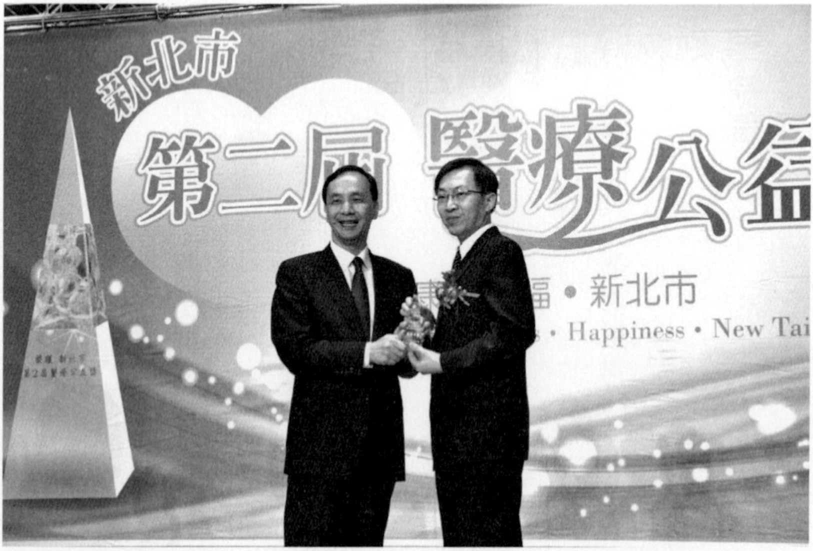


蔡立平醫師獲頒新北市第二屆「醫療貢獻獎」殊榮。（攝影／吳裕智）

不灰心，不停地研究、大量閱讀文獻資料，不放棄任何一個治療的希望；就算還沒找到適當的治療方式，也陪著這些家庭走過崎嶇的道路。透過舉辦營隊，如威利寶寶喘息營、脆折症親子營、迪蘭氏症候群座談會等，這些病友團體的聚會互動，讓家屬得到疾病相關知識及衛教資源，也彼此膚慰苦悶憂傷的心靈。

人生最精華的階段，奉獻給罕見疾病領域。蔡立平說未來的歲月，他要在三件事情上更投入、更努力。第一是持續推動 X 染色體脆折症的研究，並提供諮詢及診斷協助；其二是結合內分泌、影像檢查及基因分析，進行「性徵外觀不明」診斷，協助臨床醫師及家屬決定個案性別發展；最後，身兼小胖威利病友關懷協會理事長的蔡立平，也希望成立小胖威利之家，提供這些孩子一個終身照護的場所。當初因不忍心這群罕見疾病孩子被社會遺棄，而走進遺傳學領域，現今蔡立平更明瞭自己的使命，就是奮力向前，為罕見疾病家庭繼續努力。

**白袍心語／蔡立平**

「造孽」、「報應」、「怪胎」是罕見疾病患者和家屬心頭揮之不去的夢魘和控訴！生命都有其缺陷，對於每個生命的缺陷，我們都要予以尊重。罕見疾病雖然只有萬分之一的機會，但卻是人人可能中獎，而且永遠存在，這是人類生命傳承中必然會出現的狀況。

這些罕病孩子看似落難病人，卻也是上天派到人間的使者，他們將你我的苦難擔在身上，避免了我們也發生這樣的疾病，我們應該相對地用九千九百九十九人的力量來幫助他們。

這些年來，台北慈院努力讓生命不要有遺憾，努力讓每個小孩，能夠平平安安、健健康康地長大。在關懷照顧病人的同時，也盡可能提供家屬適當的途徑和管道，了解這樣的疾病，讓這類病人的家屬之間，彼此有機會分享，進而得到互相扶持的力量。我們正在實踐全人、全家、全程、全隊、全社區「五全」的全人醫療照護，也邀請社會大眾和我們一起用寬廣的心，不僅要接納，更要幫助這一群罕病孩子及家庭。

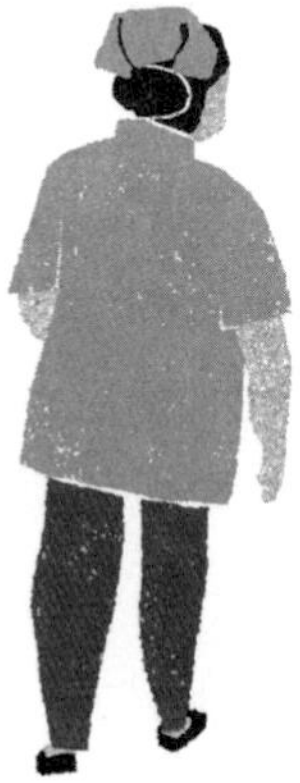

# 以性命照顧生命

文／王慧蘭

身為婦產科醫師，肩負著「一體兩命」的重責大任，當病患踏進診間開始，要如何與病患互動，讓病人知道你在關心她，就如同證嚴法師說的「一步一腳印」，要慢慢耕耘，真心付出關愛，最終才有迎接新生命的喜悅。

・・・

婦產科和小兒加護病房有著密不可分的關係。

婦產科李裕祥醫師，過去是台北婦幼醫院許多產婦指名希望由他來接生的名醫。台北慈濟醫院一啟業，就在證嚴法師號召下前來服務。每每接生後，若寶寶身體有狀況，就會將寶寶轉進小兒加護病房，由當時的小兒加護病房陳似錦護理長接手後續的照護工作。一位照顧媽媽，一位照顧新生兒，兩人合作無間，培養出極佳的工作默契。

理所當然，陳似錦懷孕時，就把自己和腹中的小生命全然交給李裕祥。但萬萬沒想到照護新生命的陳似錦，生產時因為大量出血，碰上生命的浩劫；視病猶親的李裕祥在搶救陳似錦的過程中，也遭受生命的威脅。生與死的拔河，在兩人之間上演。

## 寶寶怎麼沒有哭

二〇〇七年八月七日，懷孕四十一週的陳似錦，因為已超過預產期，在李裕祥的建議下，進醫院待產。甫卸下先生因肝臟腫瘤開刀的緊張與不安，陳似錦懷著喜悅的心情在待產室等待腹中寶寶「小珍珠」的誕生。

八月九日凌晨四點二十五分，在李裕祥的接生下，小珍珠出生。寶寶本該是「呱呱墜地」，但，「怎麼沒有哭聲？」這個疑問讓產房的氣氛頓時凝結。小兒科吳秉昇醫師緊急為吸到胎便哭不出聲的小珍珠做處理，還躺在產檯上的陳似錦，恨不得趕快跳下床加入救護女兒的行列。

「哇…哇…」小珍珠的哭聲安了大家的心，但慎重起見，還是送到小兒加護病房觀察，「這個單位是我最熟的，相信同事們都會好好幫我照顧女兒的。」陳似錦心想著，「等我小睡片刻，恢復體力就可以去餵她喝母奶了。」

五點回到 *LDR* 樂得兒產房休息時，陳似錦與先生正討論著要將好消息告訴家人，卻突然一陣不舒服，「感覺有大量的血液流出來」憑著身為醫護人員的直覺，陳似錦知道這樣的出血是不正常的徵兆。陳似錦的先生馬上衝出病房通知李裕祥，正在書寫記錄的李裕祥趕緊到病房檢查陳似錦的狀況。血流不止的陳似錦虛弱到慢慢閉上眼睛，幾近昏厥，但耳朵還依稀聽到李裕祥一一下達的急救指令。

## 止不住血　生命垂危

歷經兩個小時的大量輸血及加壓止血急救，依然止不住血。點滴架上的血漿，一袋換過一袋，床單濕了換，換了又濕，鮮血還是從陳似錦身體不斷流出。而陳似錦的血管又因為萎縮無法打上針，李裕祥緊急協調痲醉科醫師為她裝上中央靜脈導管，以方便大量輸血。

由於失血嚴重，電動血壓計已測不到陳似錦的血壓，李裕祥示意改換水銀式的血壓計再量，依然量不到舒張壓，收縮壓也只剩下四十左右，同時心跳更高達一分鐘一百二十次。陳似錦幾近休克狀態，依然沒有止血的跡象，眼看目前的方法血是止不住了，李裕祥懷疑可能是胎盤剝離時，造成子宮壁受傷而出血，為了搶救生命，決定啟動「絕急刀」。同時請其他婦產科主治醫師一起來幫忙，剖腹探查發現陳似錦的子宮並沒有任何創傷的情形，三十分鐘的手術結束後，轉送加護病房，事後診斷是瀰漫性出血。時年五十八歲的李裕祥，在三十九歲時罹患鼻咽癌，電療過後有後遺症，需要每天早上服用甲狀腺的藥物。當天為了處理陳似錦出血的危機，無暇服藥，加上低血糖的狀況，在為陳似錦手術之後，李裕祥也因體力耗盡，就倒在其他醫師的懷裡。

近三個小時的急救，總輸血量超過一萬兩千西西，意謂著陳似錦

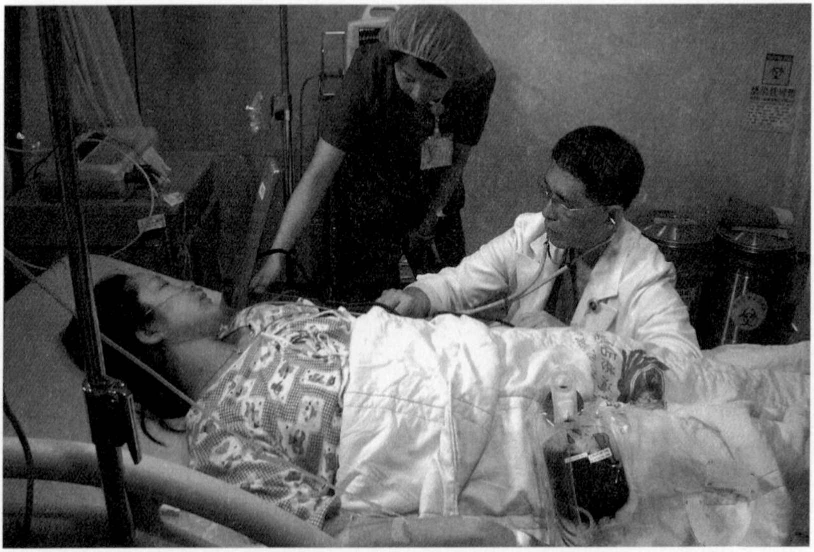

李裕祥醫師抱病關懷陳似錦的情況。（攝影／洪崇豪）

流乾了兩次全身的血。轉進加護病房後，血液腫瘤科萬祥麟醫師加入搶救行列，大量輸入血小板，出血狀況漸漸止住，陳似錦也慢慢恢復意識。「似錦現在情況如何？」同樣躺在病床上的李裕祥醒來第一句話就問。雖然自己身體還是很不舒服，但心中仍掛念著病患。李裕祥事後回想：「倘若讓一個新生兒出生後就失去媽媽的話，這對一位婦產科醫師來說，是非常非常心痛的事。」

三天後，陳似錦歷劫重生，轉到普通病房，終於可以親手抱著親愛的寶貝，「當我眼神與她交會的那一刻，終於感受到為人母的喜悅，再多的辛苦都是值得的。」此時，陳似錦生產時遭受的苦，彷彿都化為甘甜。

陳似錦很感謝李裕祥在她生命危急的時刻，不顧自己身體的病況，全力搶救她、照護她。其實只要是李裕祥的患者，都會感受到他情同家人的關心與照顧。

## 最會生的醫生

李裕祥從醫至今三十八年來，已親手接生超過一萬九千名新生兒，更曾經創下一天接生十九名嬰兒的紀錄，稱號是「最會生的醫生」。他隨身攜帶的小記事本裡，記載著每位孕婦的預產期，與接生過的紀錄，如果孕婦有特殊狀況，他還會用紅筆標明；被他接生過的特殊個案，李裕祥大都深印在腦海裡，再見面時，李裕祥還能叫得出她們的姓名，連寶寶是男是女也都記得。

每次做完超音波檢查，李裕祥都會親自攙扶這些大腹便便的產婦起身，這個小動作，讓許多孕婦備感貼心。或許是走過生命的死蔭幽谷，李裕祥更能體會病人不安的心情，只要病人需要他，他常常公而忘私，以病人為第一優先考量。到台北慈院服務十年來，他幾乎沒有請過長假，隨時處於 on call 狀態，如果要離開台北，也會考量當地是否有二十四小時服務的交通工具，這樣他才能即時趕回醫院，照顧產婦。「產檢都是我做的，我最了解她們的情況，在她們最需要我的關鍵時刻，我絕不能缺席。」李裕祥說。

曾經有位呂媽媽在赴醫院生產的途中遇上塞車，已十分鐘陣痛一次的她，緊急打電話給李裕祥，告知要生產的消息，好不容易到達醫院門口時，已見李裕祥在門口等她，呂媽媽心中湧起一股暖流，緊張的情緒頓時全消。這位呂媽媽生下的女娃，長大後遠嫁日本，懷孕後，疼愛她的公婆計畫幫她在日本找有名的婦產科醫師為她產檢，但呂媽媽說服親家，把女兒帶回台灣，讓李裕祥照護。像呂家母女兩代都放心將腹中的寶貝託付給李裕祥的個案不少，還有一家六個孩子都是李裕祥接生的例子，而且每個孩子哪一年出生、出生時的體重是多少，李裕祥都如數家珍。

陪伴一位位準媽媽們走過喜悅又緊張的九個月，對待她們如同自己的親人，也讓這些準媽媽和他之間有了如家人般的情誼。兒女還沒結婚生子的李裕祥，早已成了許多孩子口中的「阿公」、「爺爺」。忙碌之餘，李裕祥靜下心來回憶過往照顧病人的種種以及患者給予的回饋時，還會自顧自的「偷笑」——這是一種無私、無悔，用生命付出後的滿足。

李裕祥罹病這二十多年來，太太陳金枝一直陪在他身旁，擁有護理背景的陳金枝不僅照料李裕祥的飲食起居，更是李裕祥看診時的貼身助理；近幾年來，李裕祥的體力大不如前，受到放射線治療的後遺症，說話也愈來愈不清楚，陳金枝就在一旁幫忙說明給產婦及家屬聽。陳金枝雖然多次勸丈夫以身體為重，不要再做了，但只要穿上白袍，在醫師的崗位上一天，陳金枝知道李裕祥行醫救人的決心不可能動搖，更明瞭自己「只能支持他」。

・
・
・

## 白袍心語／李裕祥

人生恰似一場戲，在長輩的期待下，我走入了白色巨塔，成了婦產科醫師。雖然對社會的貢獻不多，但自覺已盡己所能，扮演好人生劇展中演出的角色。

原本人生規劃是在二〇〇四年一月五日退休，回家奉養雙親，但因緣具足，在慈濟林碧玉副總的盛情邀約下，於二〇〇五年五月二日到台北慈濟醫院服務。身為婦產科醫師，肩負著「一體兩命」的重責大任，當病患踏進診間開始，要如何與病患互動，讓病人知道你在關心她，就如同證嚴法師說的「一步一腳印」，要慢慢耕耘，真心付出關愛，最終才有迎接新生命的喜悅。

轉眼間，在台北慈院服務超過十年，已與四千多位新生的小菩薩結緣，而這些小菩薩的爸媽，有不少也是我親手迎接的寶寶。每當迎接新生命誕生的那一剎那，我心裡面的悸動與歡喜，實在是無法言喻；而兩代情感與血緣的延續，也讓我體會到「誠之情誼」在於一份純淨無私的愛。

世界上最動人的愛是信賴，長久以來，病患對我的信賴是支持我繼續從醫的最大動力，回首過去，此刻我內心充滿無盡的感恩。

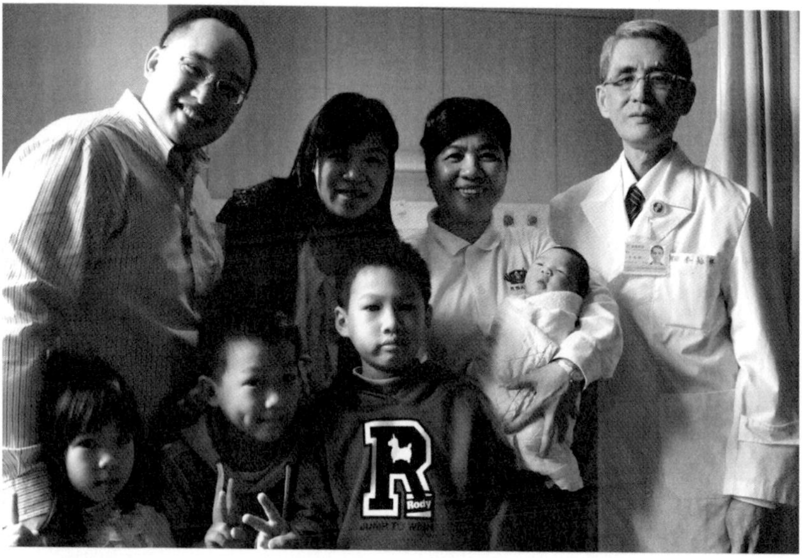


李先生夫婦四個孩子都由李裕祥醫師接生。（攝影／范宇宏）

# 搶救巴掌仙子

文／胡淑惠、王慧蘭

身為新生兒科醫師，責無旁貸要照護每一個提早報到的小生命，即使這些小生命的狀況多，但在照顧的過程中，看到小小身軀日漸茁壯並情況好轉，是一種喜悅的享受。

．．．

台北慈濟醫院小兒加護病房裡，新生兒科趙露露醫師坐在保溫箱前，已經超過八小時未闔眼。保溫箱內躺著的是一個剛出生不久，體重不滿八百公克，全身插滿管子的早產兒，雖然有生命監測儀顯示寶寶的血氧濃度，但趙露露還是不放心，堅持在保溫箱前守護小生命。

趙露露有個晚她五分鐘出生的雙胞胎妹妹，兩人同是小兒科醫師，妹妹選擇小兒腸胃為次專科，自行開設診所；趙露露則選擇新生兒科，照護早產兒，「看著一個個提早到人間報到的小生命，那一雙雙無辜的眼神，讓我覺得照護他們責無旁貸。」也曾有一位早產兒姪子的趙露露說。

美國小兒科醫學會定義不滿三十七週就出生，體重未滿二千五百公克的新生兒為早產兒。因為早產兒全身器官不成熟，容易出現併發症，如呼吸窘迫症候群、腦內出血、壞死性腸炎、視網膜剝離、免疫功能不成熟引發敗血症等，嚴重時甚至會導致死亡；而早產兒體重輕，身型常小得只有成人巴掌大，所以又被稱為「巴掌仙子」。

## 照護早產兒　隨時待命

二〇〇五年台北慈院啟業不久，趙露露即懷抱著滿腔熱情與抱負報到，成為照護早產兒的專責醫師。由於早產兒狀況多，生命跡象不穩定，趙露露隨時處於待命狀態，常常小兒加護病房一通電話，她就飛奔回醫院。對比妹妹自行開業，收入豐、不用值班、生活品質好，趙露露的辛勞讓她的同學心疼不已，而語重心長的說：「人生三十年無法重來。」但趙露露不為所動，因為她清楚自己的使命。

二〇〇六年一月二日，懷孕二十七週的黃小姐，因妊娠毒血症併發肺浸潤，經婦產科醫師診斷情況危急，建議先救母體，愛女心切的黃小姐卻請求先安胎救孩子。一月四日凌晨黃小姐發生呼吸困難，因而緊急手術剖腹取出小寶寶（暱稱小貝貝）。小貝貝出生時身長三十三公分，體重僅七百七十公克，是當時台北慈院照護的早產兒當中體重最輕的。小貝貝因心臟、肺部、眼球等器官都還發育不全，為了照護這位巴掌仙子，趙露露動員了小兒心臟、感染、神經內外科、眼科、復健科、營養師、藥師等團隊，盡全力搶救小生命。

保溫箱中的小貝貝，頭如柳丁般大小，皺皺紅紅的皮膚像隻小猴子，加上脫水，體重只剩四百公克，插管和監測儀器的線路幾乎將她瘦小的身軀淹沒。心疼小貝貝的趙露露每天到加護病房幫她做檢查及治療，小貝貝出生前三天先度過了呼吸窘迫症候群及肺出血的危機，第五天又出現腦部出血導致腦室擴大及腦水腫。趙露露擔心水腦會影響寶寶的腦神經發展及相關後遺症，於是想辦法每天在小貝貝頭部直接抽取脊髓液以減少水腦惡化，又因為小貝貝體重過輕，不適

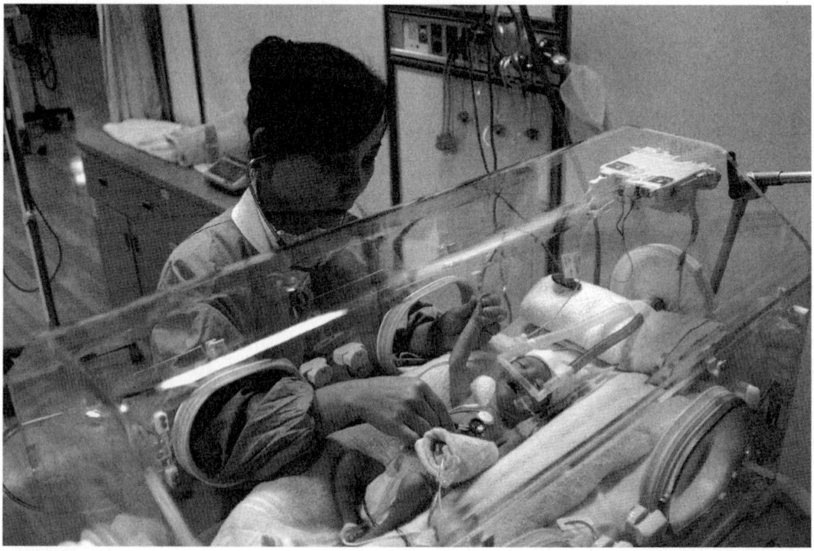

趙露露醫師心繫巴掌仙子，希望他們都能健康長大。（攝影／范宇宏）

合開刀，待三個半月後體重達二千三百公克時，才請小兒神經外科醫師開刀引流，並裝置體內腦室引流管。

在小兒加護病房醫護人員的照護下，小貝貝的生命跡象逐漸穩定，身體器官的發育也越趨成熟，四月二十九日她度過生命危機，終於可以回家了。由於腦部的傷害，讓小貝貝的成長之路比別的孩子辛苦，她得花很多時間進行語言及肢體復健，但這些關卡，小貝貝都一一度過，如今她已是個國小二年級的學生。回想剛出生的情景，黃小姐說：「住院近四個月，謝謝醫護團隊一路相伴，盡力為孩子解決任何問題，尤其是趙露露醫師，她視病如親，對待寶寶好似自己的孩子一樣。她的眼神、語言，給我們很多安定的力量，讓我堅信我的孩子可以健康快樂長大，在她的鼓勵下我和孩子都做到了。」

## 用愛相伴　用心呵護

台北慈院每個月接生一百五十位至二百位新生兒，嬰兒出生數是新北市之冠。趙露露每天活動空間不是門診、急診，就是小兒加護病房，每當遇到新生命提早報到，就得再一次接受挑戰與考驗。這十年來，趙露露親手照護的早產兒已超過八百位，她陪著每位巴掌仙子和家屬度過生命危急的關卡，彼此間也培養出如家人般的情感，甚至有家長感念趙露露照護孩子的用心，把她的姓氏「趙」字放入孩子的名字中。

有些家屬認為早產兒不易救活，長大後智能較差，因此有時會選擇放棄小生命。但每當趙露露看到那瘦弱的身軀展現出強烈的求生欲望時，就會激起她為巴掌仙子請命的使命感，「每個生命都有活下去的權利！」趙露露總是耐心地跟家屬解釋早產兒的併發症、醫療過程及照護重點，並鼓勵家屬「不要放棄，我們可以給寶寶再試試看的機會。」不少小生命在趙露露苦口婆心及細心照護下，保全生命、平安成長。

小容未滿二十五週就提前報到，體重不到一千公克，出生時一度沒有呼吸，經過急救才挽回性命；小容的父母曾想放棄這個新生命，但趙露露堅定搶救生命的態度和寶寶展現的強韌生命力，感動了小容的父母而決定留下他。由於小容體內器官發育未完全，皮膚也薄如蟬翼一碰就破，造成許多治療上的困難。照護過程中，還因腦出血情況危急，小容的父母曾經無奈地簽下拒絕急救同意書。沒有人知道小容下一秒鐘會出現什麼併發症，但趙露露不放棄，在醫護團隊悉心治療和照料下，一天度過一天，終於讓小容平安出院。

## 找回初發心

趙露露讓許多生命展現奇蹟，但並非每位巴掌仙子都能平安度過考驗，當生命消逝時，趙露露總會沉寂許久，也曾心情沮喪到想退出照護早產兒的行列，然而早產兒家屬的感恩回饋及醫護同仁的打氣鼓舞，還是讓她找回初發心，打起精神重回崗位。

這天是台北慈院舉辦的「早產兒」回娘家活動，近四十個早產兒家庭與醫護團隊相見歡，雖然一陣子沒見面，大家的心中都還留著當年的共患難情感。孩子們口中的「露露阿姨」滿臉笑容，一會兒逗弄著孩子，一會兒又如明星般和大家合照，有些應接不暇。舞台上，小貝貝和媽媽牽手跳著佛朗明歌舞蹈，活潑可愛的模樣，讓趙露露心

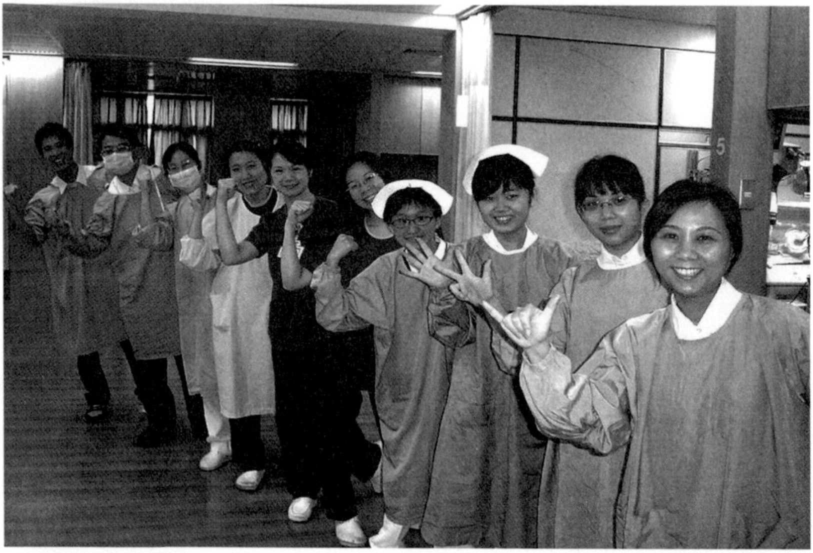

趙露露醫師與小兒加護病房同仁一同守護早產兒的健康。（照片提供／小兒加護病房）

裡有說不出的喜悅。小容的媽媽分享當時在小兒加護病房的種種情景和小容的成長過程，也喚起台下家屬的記憶，大家莫不紅了眼眶。怕別人看到自己流淚的趙露露，悄悄躲到人群後面哽咽地說：「照護早產寶寶的過程中，我們與家屬都歷經許多艱辛，身為醫師的我，心情也跟著爸媽起起伏伏，今天看到每位小朋友都快樂長大，一切努力都值得了。」

身形瘦小的趙露露，承擔著許多小生命的安危，精神時常處於緊繃狀態，對於選擇當醫生、選擇新生兒科、前來台北慈院服務，她認為這似乎是「冥冥中天註定的」，就如同自己的名字，「露露」，她自我詮釋為「『露』水朝『露』給幼苗滋長」。雖然家人心疼她的辛苦，多次建議轉往別科服務，不過趙露露不改初衷地說：「我喜歡照顧保溫箱裡的小寶貝，讓新生命和他們的爸媽重拾希望，雖然很辛苦，但這條路我會繼續走下去！」

## 白袍心語／趙露露

進入慈濟大家庭服務，不知不覺已過了十年。在這段時間中，我不僅在醫療專業上得到精進，對於病人全方面的照顧更是成長許多。早產兒的照顧是一個團隊的工作，在接觸很多慈濟的師兄與師姊後，我學習到付出而不要求回報的大愛。他們真的是發自內心對病人關懷，細心又有耐心，而這正是面對出生後挑戰不斷的早產兒照顧上應有的態度。

身為一個新生兒科醫師，責無旁貸要照護每一個提早報到的小生命，即使這些小生命的狀況多，但在照顧的過程中，看到小小身軀日漸茁壯並情況好轉，是一種喜悅的享受，自己也多了一層體驗。對於一個早產兒的照顧，過去的我比較重視專業的治療，然而現在的我，更能注意到與早產兒媽媽及家屬的互動，體會他們的感受，並膚慰他們。

我們照顧的早產兒寶寶很多已經上幼稚園，甚至小學了，不時有家長會帶著寶寶們到醫院來與我們分享成長的點滴，看到小朋友及家人之間的幸福互動，深深感恩這十年來過得很有意義。用心照顧每個早產兒可以給每個家庭帶來無窮的希望，這真是一份值得用心耕耘的工作。即使在長時間的工作後，偶爾會有疲憊感，有時還會犧牲假期到醫院繼續診治病情不穩的小朋友，然而這一切都是值得的。

我感恩能進入這個大家庭工作，也非常光榮做個新生兒科醫師，與整個團隊繼續精進。

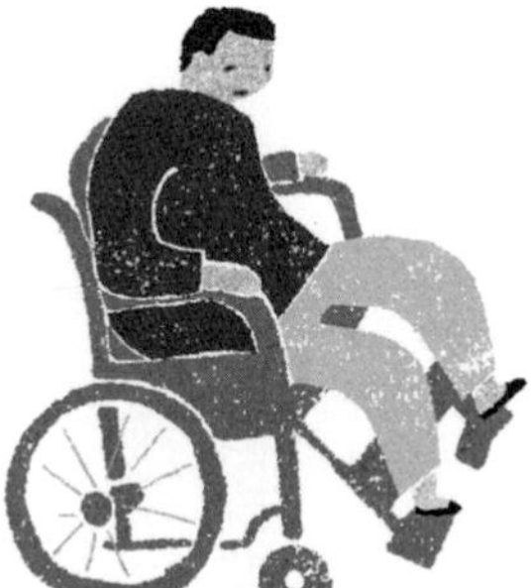

# 二十五公分的愛

文／王慧蘭

當病人來到周博智面前，他思索的不只是「如何治病」，而是「如何治，對病人會更好」，所以他自嘲的說：「我就是愛找自己麻煩。」愛自找麻煩的周博智卻為病人找回福氣。

‧‧‧

二〇一四年五月十一日台北慈濟醫院浴佛典禮當天，出現了一位坐在輪椅上的年輕女子，左小腿被截肢的傷口還包著綠色無菌布，輪椅經過之處，難免引人側目。在浴佛台前她雙手合十，眼眶泛淚，恰巧趙有誠院長就站在一旁，趙有誠心裡納悶著，「我們醫院是『來者不鋸』，她是什麼病？這麼個年輕的女士小腿就被截肢？」

## 捨身救母

場景要回到同年四月五日清明節，這天風和日麗，是慎終追遠及家族團聚的日子，周小姐和家人一同去掃墓。到達墓地時，周小姐與母親到後車箱拿東西，突然間後方下坡處有一輛車向前駛來，她示意來車放慢速度，不料司機卻錯把油門當剎車踩急速衝來，一瞬間周小姐使力把母親推開，自己卻來不急逃脫，左小腿因而慘遭兩車夾擊輾壓。

救護車急駛至台北慈濟醫院，急診室值班的周博智醫師和護理同仁緊急處理周小姐傷處的同時，還一面安撫焦急的家屬。從X光片看，周小姐的左小腿有嚴重的粉碎性骨折，因受傷嚴重，肌肉組織慢慢腫脹導致血管阻塞，末稍循環也變得不好。

陪同前來的周女士是周小姐的姑姑，她是某醫學中心的護理人員，聽了醫師說明周小姐腿部傷勢後，「要不要轉院？」這個問題，一直盤旋在心中。周女士忍不住問了急診護理人員：「如果今天躺在這裡的是你家人，你會把她留下來治療嗎？」護理人員回答：「如果是我的家人，我會留在這裡，而且今天值班的是周博智醫師，我會更放心地把家人交給他。」周女士靜默不語。

周小姐的父母還是不放心，向醫院申請了檢查報告，腦海裡快速搜尋著醫師朋友的名單，急著徵詢他們的意見，還將報告交由知名醫學中心創傷部的權威醫師協助診斷，尋求第二意見(*second opinion*)。那位醫師在電話裡向周博智表達，直接從大腿截肢的主張。周醫師虛心謝謝對方的建議，但他心裡卻有不同的想法。

## 再試試其他方法

周博智說：「單純從醫療角度來看，直接從大腿截肢在技術上並不困難，且病人休養一星期就可以出院，但進一步考量病患未來的生活，她一輩子的行、走、坐、臥都會受到影響，所以，我想再試試其他方法。」

周博智會診心臟外科醫師幫周小姐做血管繞道重建手術，希望能保全她的左小腿，遺憾的是並未達到預期效果，再加上發炎指數顯示有感染敗血症的危險。周博智思索著：「似乎截肢是在所難免了，那就想辦法把膝蓋保留住，降低對日後生活的影響。」

不得已，周博智將需截肢的決定告訴周小姐，周小姐說：「我知道醫師盡力了，換成別家醫院，我的左腿早就不在了。」

在親人朋友眼中，周小姐是個高挑、幹練、時尚、溫文有禮的女子，雖然親人輪流照顧安慰她，朋友同事也給她諸多鼓勵和祝福。但少了左小腿，她心裡有許多說不出的愁苦，周博智半夜巡房時，還看到她躲在棉被裡啜泣。

周博智設法將周小姐的膝蓋留住，也運用鋼絲將膝蓋以下碎裂的骨頭纏繞綁緊，多了這八公分，對於日後穿上義肢時，會有極大的幫助。周博智當初沒有聽從那位權威醫師從大腿截肢的意見，幫周小姐的左腳多保留了膝蓋和部分小腿共二十五公分的長度，雖然讓她多受了近兩個月的皮肉之痛，卻大大減輕許多未來生活的不便。

左小腿截肢後，周博智又陸續進行了六次清創手術；一天三次為開放性傷口清潔換藥，周博智也都親力親為。換藥時的疼痛，讓周小姐淚眼漣漣，就連一旁照顧的家屬也不忍掉淚，周博智說：「我心裡也會不捨，但我口拙，不知用什麼言語安慰患者，只能用我的專業盡力把病患照顧好。」

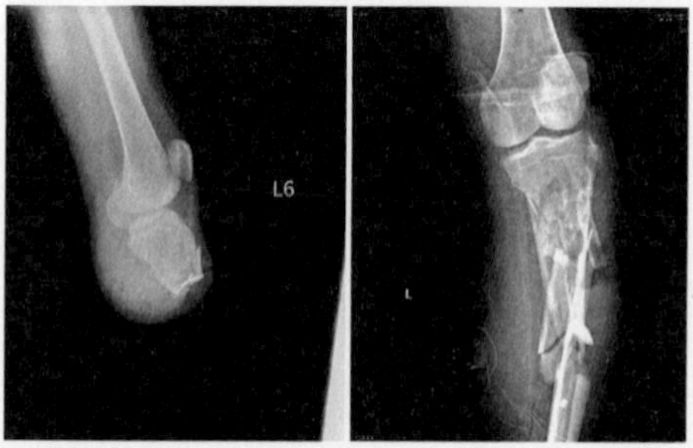


右／周小姐左小腿有嚴重的粉碎性骨折。
左／截肢後，周博智醫師為其保留膝蓋及以下部骨頭。
（圖片提供／周博智）

這段期間，周小姐的爸爸把周博智的一舉一動看在眼裡，他打破了對權威醫師的迷思，「權威醫師並沒有考慮到我女兒今後的生活，我看到周醫師的努力和認真，尤其看他好幾次跪在地上幫我女兒換藥，我真的很感動。」

周小姐在家人、親友、志工及醫護同仁的鼓勵下，心情漸漸獲得舒緩，也把原本的不幸轉以正向思維，她說：「還好我夠高，只撞到小腿；還好我留在慈濟醫院，免受大腿截肢之苦。以前的我專注在工作上，經歷了這件事，我才知道把握跟家人相處的時間才是最重要的；事情已經發生了，現在的我要向前看，好好想想未來的路怎麼走。」

## 三百萬都買不到的膝蓋

同年六月初進行完最後一階段的植皮手術，周小姐出院了，她依照周博智的建議，多找尋幾家做義肢的廠商，洽詢過的四家業者看過周小姐截斷的左腳後，都不約而同的問了一個問題「這是哪家醫院的醫師做的？」其中一位已八十歲做義肢的老師傅說：「一看就知道這個膝蓋是硬留下來的，這個醫師幫妳留下的膝蓋，妳用三百萬都買不到。」周小姐一家人這才更明白周博智醫師所做的努力。

七月，周小姐開始適應穿著義肢的日子；二個月後，周小姐重拾自信再度回到職場，忙碌的生活，臉上卻多了份從容。她滿懷感恩的說：「謝謝慈濟醫院的醫護人員和

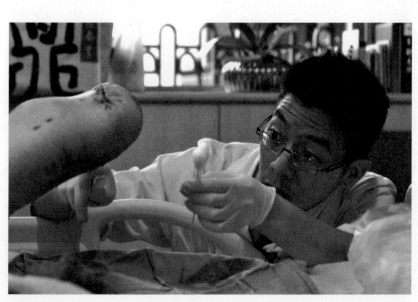

周博治醫師為周小姐截肢傷口消毒換藥。（攝影／吳裕智）

志工對我的鼓勵和照顧，在那裡，我真的感受到那份為病人著想的真心。」

當時不顧醫界前輩從大腿截肢的建議，周博智仍奮力一搏，如今看著周小姐臉上掛著開朗的笑容，邁步向前。周博智說：「當初我沒有十足的把握，最後是不是真的能把膝蓋留住，如今有這樣的成果，是病人自己的努力再加上老天保佑，我只是做我該做的。」

在同仁眼中，周博智是位實事求是、話不多的醫師，甚至還有點傻勁，但他的思維和動作，充滿對病人的體貼。當病人來到周博智面前，他思索的不只是「如何治病」，而是「如何治，對病人會更好」，所以他自嘲的說：「我就是愛找自己麻煩。」愛自找麻煩的周博智卻為病人找回福氣。

・・・

## 白袍心語／周博智

數著數著，畢業至今已經十多年，忙碌的骨科醫師生涯，實在很難讓自己有時間沈澱一下，想想自己的生涯選擇究竟是否「正確」。尤其是看著許多同學和學弟紛紛投入糾紛少、收入多，生活品質佳的工作環境，看著他們吃飽、睡飽的生活，我是不是要這樣繼續「傻傻分不清」呢？

來到台北慈濟醫院骨科，能夠和一群充滿傻勁的前輩和同事共同努力，是我的榮幸。在病人的信賴託付之下，也陸陸續續完成許多手術，這些勇敢的病人以及院方的支持，都是鼓勵我更加精進的動力。不過做這些事，只有我爸爸會簡單的說：「good job!」而我太太還是會叫我不要太晚回家；我媽媽則會說：「弄這些做什麼，都不好好吃飯睡覺，照顧好自己的身體！」

有些傻勁也許是遺傳的。家父是一位退休的婦產科醫師，從小的印象就是他全心全意的投入專業，即使出國也多在開會。退休後他依舊看診，親友偶爾會問：「都已經退休抱孫子，怎麼還在忙那些？」喜歡爬山的我也納悶：「老爸怎麼不到處遊山玩水？」直到有一天，他的一位同事在自己私人的婦產科診所幫產婦接生，不料卻發生不可預期的子宮大出血，即使在設備齊全的大型醫院，也可能會有搶救困難的情形！我老爸立刻前往幫忙救援手術，不僅讓老朋友免於醫療糾紛之苦，也避免了一個家庭的破碎。雖然老爸只淡淡的說：「這沒有什麼，只是舉手之勞。」但這背後是行醫者畢生的堅持啊！有了小孩後，我更能體會父親身教的用心良苦，這也是前輩醫師一代一代傳承下來的精神！

祈禱上天能繼續給我充沛的體力和智識，幫助更多的病患和家庭！

# 為患者掙口氣

文／徐莉惠、王慧蘭

生命走向終點的阿宏用盡全身的力氣告訴楊美貞：「我要活下去！」患者熱愛生命的態度，讓楊美貞想盡辦法找出治病的關鍵。皇天不苦心人，阿宏在醫療團隊的照護下重生，也蛻變成手心向下幫助別人的人。

．．．

呼吸，對一般人而言，是自然不過的事，甚至有時還忘了它的存在；但對慢性阻塞性肺病患者來說，吸吐一口氣，卻是件難事。台北慈濟醫院胸腔內科楊美貞醫師的任務，就是幫助這些病人爭回那口氣。

## 入出院來去匆匆

長期抽菸的阿宏是個慢性阻塞性肺病的患者，說話、走路都非常的喘。二〇〇六年，阿宏來到台北慈院接受治療，從此成為醫院的常客，但每次都是因為病況危急而住院，病情還未受到有效控制就匆匆離院。接連幾次，楊美貞觀察出異樣，於是施以緩兵之計，藉故要幫阿宏調藥需住院觀察把他留下來，同時請社服室社工師張建中前去瞭解他的狀況。

剛開始，張建中的訪談並不順利，阿宏總是一再地表示他自己生活得很好，並不需要醫院或社會資源的協助，但依據張建中的觀察與評估，阿宏過得並不好。絕大部分的病人遇到社工，總是會問社工可以為他們爭取多少的資源，但阿宏卻一直拒絕社工的幫忙，也因此，引發了張建中的好奇心。

經過連日的關懷互動，阿宏終於卸下心防。他坦言，年輕時得過肺結核，以致肺部功能受損，也因為生病，工作一直不順遂，連居住地方都成問題。因為好不容易找到網咖店的工作，每次住院都怕沒有及時趕回去上班，會工作不保，生活斷炊才會匆匆離院。阿宏也堅持要靠自己的能力賺錢，不要別人幫忙他，因為他不想變成社會的負擔。

由於擔心阿宏出院後的生活有問題，經過楊美貞和張建中連番勸說後，阿宏才同意院方協助他申請殘障鑑定、低收入戶鑑定及補助。這樣一來，再加上工作微薄的收入，阿宏得以勉強維持自給自足的生活。

阿宏疾病的嚴重程度已經影響睡眠品質，楊美貞和張建中幾次討論後，決定讓他長期使用夜間正壓呼吸器，期望阿宏晚上能好好休息、睡覺，白天才有體力和精神去工作。此外，阿宏還需要一台氧氣製造機和外出型攜帶式的氧氣筒。也許是天助而後自助，當時正好有位善心人捐贈了一台外出居家合一型的攜帶式氧氣機，讓阿宏得以外出和居家都隨時有氧氣可以用。如此一來，阿宏除了獲得比較好的睡眠外，也能持續出門工作，不用長期「住」在醫院，只要每三個月回診拿處方箋即可。

二〇〇九年一個寒冷的早晨，阿宏騎車出門時，因雙手凍僵了，竟油門一催連人帶車衝出去而發生車禍，被送來台北慈院急診。當時他的肺部狀況非常糟糕，手腳也有骨折，楊美貞與骨科周博智醫師討論後，認為儘管阿宏的肺部功能很不好，麻醉插管風險非常大，但仍必須盡力幫他開刀，以固定斷裂的骨頭，這樣阿宏日後才可能恢復獨立自主的生活。

所幸在醫療團隊的努力下，阿宏安然度過這次險境。出院後，阿宏暫時無法工作，生活也出現問題。有一天，阿宏覺得快喘不過氣，正好遇到張建中到家裡面去訪視。張建中抵達時發現阿宏情況危急，連下床的力氣都沒有，於是張建中趕緊把他從三樓住處背下來，送到台北慈院就醫。從此，張建中把阿宏當成家人一樣，時常關心他的醫療進度以及居家生活。

## 善念啟動　熱愛生命

阿宏觀察到楊美貞對待每一位病患都親切認真，假日也會前來探訪關心他，再加上張建中如家人般地對待，這種種關懷讓阿宏心生愧疚。他對張建中說：「雖然有工作可以勉強餬口，但網咖店的工作環境複雜，對身心都有不好的影響，我想過正向有意義的人生。」張建中了解到阿宏的善念已啟動，這生命的體悟值得敬佩。細細考量之後，張建中先安排他暫時住進安養機構，等待骨骼復原的同時，恰好可遠離網咖的工作，之後再協助他轉行擺攤賣水果。阿宏轉行賣水果後，雖然收入不多，但他心裡十分踏實；每天賣不完的水果，他會送到住家附近的安養院或育幼院，從手心向上蛻變成手心向下的人。

穩定的生活維持了四年多，二〇一四年阿宏因為一次感冒引起嚴重的肺部感染，經電腦斷層檢查發現他的肺部有多處大大小小的膿瘍。楊美貞雖已開立藥效最強的兩種抗生素並配合呼吸器使用，阿宏病情卻不見好轉，似乎將走向呼吸衰竭而死亡的命運。阿宏虛弱地問楊美貞：「這次我還能走出醫院嗎？」楊美貞說：「這次我可能沒辦法救回你了，生命終點時，你是否考慮插管急救？」阿宏用盡全身的力量喊出：「我要插管！楊醫師，我還想活下去！」楊美貞再次向他確認：「即便氣切、洗腎、戴呼吸器、長期臥床，你都願意嗎？」阿宏篤定的回應：「不，我願意插管是要爭取好好活下去的機會，但我不要洗腎、戴呼吸器、長期臥床，因為我不想拖累社會，我想『走』出醫院。」

楊美貞回想著：「當時我被他熱愛生命的態度震撼住了。治療阿宏這八年來，他從不給醫療團隊壓力或提出任何要求，這次我深刻感受到他強烈的求生意志，不是貪心地、不顧一切地活著，而是希望好好的活下去、不拖累社會。」楊美貞的心情沉重無比，一心想著要讓阿宏活下去，必須要再努力

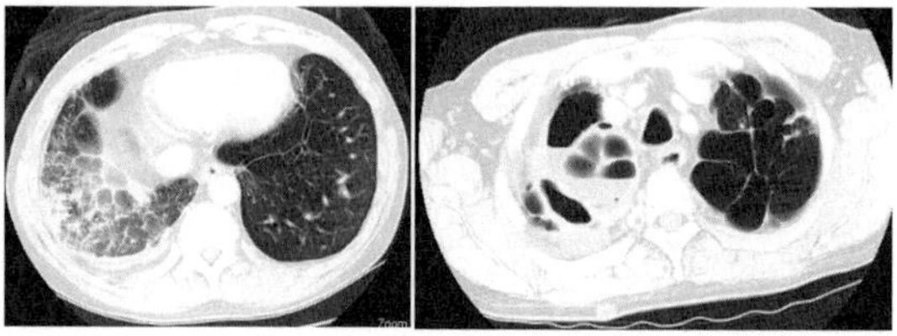

右／阿宏的肺部原本已嚴重肺氣腫。左／感染黴菌後充滿了肺膿瘍。（圖片提供／楊美貞）

一點，也覺得一定還有沒思考到的地方。當晚回家的路上，楊美貞開著車，竟不自覺流下了眼淚，她感到前所未有的壓力。她渴望讓阿宏活下去，順利「走」出醫院；但這卻是她行醫以來，第一次發現到自己所學是那麼地不足。

楊美貞腦中快速回想這二十年來曾經念過的書、醫學院和醫院老師們教導過的知識、曾經治療的特殊案例，仔細搜尋腦中一幕幕影像，過濾是否遺漏了哪個地方。總算皇天不負苦心人，楊美貞想到一個關鍵就是「環境」，呼吸道疾病患者的生活環境很重要，天氣轉冷或空氣污濁都有很大的影響。楊美貞大膽假設阿宏的生活環境應該很糟糕，依他過去的氣喘和體能狀況，根本無法好好清理自己的房間，環境中可能存在很多黴菌，而造成致命的肺部感染，所以才會連最強的抗生素也沒效。

此時，恰巧阿宏的檢查報告出爐了，痰裡長了一種特殊的黴菌，楊美貞恍然大悟，原來阿宏每次來住院就等於離開生活環境中的黴菌，所以很快就康復了，但一回到家就又感染發病。找到致病因，楊美貞立刻打電話給感染科彭銘業主任，讓阿宏服用一種非常昂貴的抗黴菌藥。對症下藥後，才治療三天，阿宏的病況就有明顯改善，又可以恢復像以前那樣，白天用氧氣，晚上用呼吸器，同時開始訓練肢體力量和行走能力。兩週後，阿宏病況穩定順利出院。

搶救生命後，愛的接力仍持續著，楊美貞和張建中邀請慈濟志工，幫阿宏打掃清理住家。阿宏感

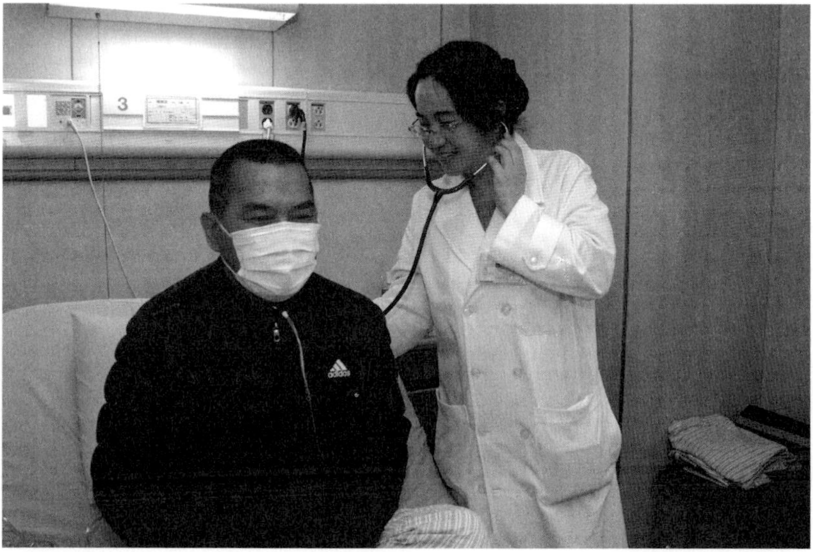

楊美貞醫師幫阿宏檢查並解釋病情。（攝影／吳裕智）

動看著大家賣力地刷牆壁、擦地板、清理雜物，把家裡整理得一塵不染，連床單、被單也送洗換新。阿宏說：「受到這麼多人的照顧和關懷，我只有好好活下去，才能回饋大家對我的付出。」

帶著慈濟醫療團隊和志工們滿滿的愛，阿宏又背著氧氣製造機繼續賣水果，回歸自給自足的「正常」生活。得知朋友默默地幫助偏遠山區的孤兒院，他也加入捐贈的行列「助人以後心裡是如此舒暢快樂」，呼吸間，阿宏的人生已展現不同風貌。

・・・

**白袍心語**／楊美貞

十年前，末學剛升任醫學中心主治醫師，在醫學中心難以兼顧臨床和研究之下，一度很徬徨，不知未來的路該如何走下去。恰好在大愛台聽聞上人開示，感念上人慈悲為懷，洞悉大多數人均是因病而貧，乃至生活出現困境，因此才想要興建慈濟醫院，讓貧苦的人也能有好的醫療照顧，以恢復健康，家庭才會圓滿。因此，來到了台北慈院加入創院的行列，希望能專心從事臨床工作，照顧更多的病人。

這十年來，可謂篳路藍縷，點滴在心頭，非三言兩語可道盡。所幸不負大家的期待，在台北慈院竭盡個人所學，一次又一次的將病人救回，真正病重難以救回的病人，也盡力照顧病患與家屬的心，使其得以平靜面對一切。而他們對末學的信任，就是對醫生最大的回饋。像阿宏這樣困難的個案，能從疾病控制不良常常住院，到後來只需要每三個月回診一次拿連續處方箋，這就是我最大的快樂。不僅如此，社工張建中先生八年來默默的付出卻為善不為人知，讓獨自一人沒有家人協助、辛苦生活的阿宏，感受到了家的溫暖，從而蛻變成手心向下幫助別人的人。這絕非末學一個人可以達到，是慈濟大家庭給了大家希望和機會。如果不在慈濟，我無法真正見證到慈悲的力量竟是如此偉大。

期許自己和每一位醫療團隊成員，都能堅守醫療崗位，不要因為挫折而退縮，不要辜負了病屬對我們的信任。這只是第一個十年，未來還有很多個十年、百年、千年……。

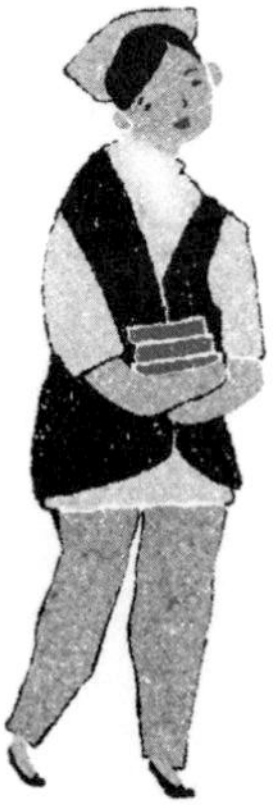

# 【精益求精】

發揮生命大良能，為人間帶來大希望。

——恭錄自《證嚴法師靜思語》

# 來者不鋸保千足

文／葉怡君

罹患糖尿病多年，行動步伐越趨蹣跚的八十二歲李阿嬤，經過黃玄禮主任為她打通左腳阻塞的血管後，終於可以平穩走路了，也成為台北慈濟醫院周邊血管中心成立十年來打通的第一千隻腳。

・・・

二〇一四年十二月十一日，台北慈濟醫院周邊血管中心黃玄禮主任，為八十二歲的李阿嬤打通了左腳阻塞的血管，成為周邊血管中心成立十年來打通的第一千隻腳。這個里程碑的背後，是團隊同仁犧牲健康、犧牲與家人相處時間所換來的，但每每看見被判定要截肢的腳，在團隊努力下保全下來，黃玄禮也就心滿意足了。

## 不辭長途求診的信任

「如果沒有黃醫師，我母親早已無法行走了！」李阿嬤的兒子一語道盡感謝。李阿嬤罹患糖尿病多年，近年來阿嬤總拖著蹣跚的步伐走動，家人原以為是過去脊椎滑脫的後遺症，但日子越久，阿嬤的姿勢越怪異，左腳也漸漸抬不起來，走路的姿勢有如企鵝一樣。到進行動脈檢查後，才赫然發現阿嬤左腿鼠蹊部至膝蓋的動脈血管全部阻塞，血液只靠著側枝循環流到腳底。

在其他醫院診治後，狀況未見好轉，家人憂心不已，幾經探尋，轉至黃玄禮的門診。檢查後，黃玄禮發現，李阿嬤右腿鼠蹊部因之前在他院進行導管手術時，止血過程中造成假性動脈瘤，必須先作處理，才能再次進行手術。雖然是第一次見面，但黃玄禮認真的態度及詳實的解說，讓家屬決定把阿嬤交給他治療。黃玄禮採「經皮下導管擴張術」，從阿嬤右大腿內側鼠蹊部位放入一根導管延伸至左腿，再利用氣球擴張將左腿堵塞的血管撐開，如同疏通河道般把淤積的血管給打通。手術後，動脈溫暖的血液流到下部，阿嬤的腳也恢復了感覺和溫度。此舉不僅把阿嬤阻塞十七公分的血管打通，也贏得阿嬤的心。

黃玄禮的用心治療，讓李阿嬤深受感動，於是家住淡水的阿嬤與家人決定，要改變多年來大小病都在淡水就診的習慣，以後身體的病痛都要交由台北慈濟醫院來治療與照顧。阿嬤不辭三十公里距離、來回往返近兩小時車程的奔波，是因為「信任」，「信任」讓這一切都變得很值得。

## 一〇二歲的粉絲

接受黃玄禮治療過的病患，大多會成為他的粉絲，高齡一〇二歲的黃阿嬤就是其一。二〇一二年，黃阿嬤左腳的第二和第三腳趾因動脈阻塞，每晚都痛到無法入眠，過去在其他醫院治療，不只失敗還併發吐血，讓家人擔憂甚深，後來從媒體上得知台北慈濟醫院有周邊血管中心團隊，在慈濟志工的接引下，家人立即轉院找黃玄禮治療。孫女吳小姐很擔心已動過手術的阿嬤，第二次手術會更加困難，但黃玄禮卻讓家屬很放心。黃玄禮幫阿嬤打通血管後，腳馬上從冰冷變成溫暖，而且當晚就可以下床走路。吳小姐打趣著說：「阿嬤半夜就偷偷下床兩次，害我都不能睡；但這就表示黃醫師的手術非常成功，才能讓阿嬤偷溜下床，真不可思議！」百歲人瑞黃阿嬤是黃玄禮治療過最年長的病人，更是他的超級資深粉絲。

## 不忍糖尿病人截肢之苦

足部問題是糖尿病患者常有的慢性併發症之一。典型糖尿病足部潰瘍的形成，是因為下肢血管阻塞所導致。初期症狀僅為輕微的肢體麻木感或是末梢肢體溫度較低，接下來可能出現「間歇性跛行」，每走一段路程，腳就會因為缺血性疼痛，不得不停下來休息或可能無法行走，最嚴重的情形是肢體末梢組織已經缺血嚴重，開始產生傷口、潰瘍壞死。

過去，糖尿病足嚴重者為了保命需要進行截肢，或藉由血管繞道手術治療，然而一旦截肢，不僅讓病人身心受創，也可能喪失謀生能力，術後的復健以及醫療照護，同樣對家庭及社會造成負擔。再者，部分患者會因行動能力下降，導致免疫力下滑而走向死亡。過往的經驗，一旦糖尿病足進展到肢體潰瘍或壞疽階段，沒有積極治療的話，一年內截肢的機率高達百分之二十五，死亡率也高達百分之二十以上。不忍見到這群糖尿病足患者為病所苦，黃玄禮就此踏上周邊血

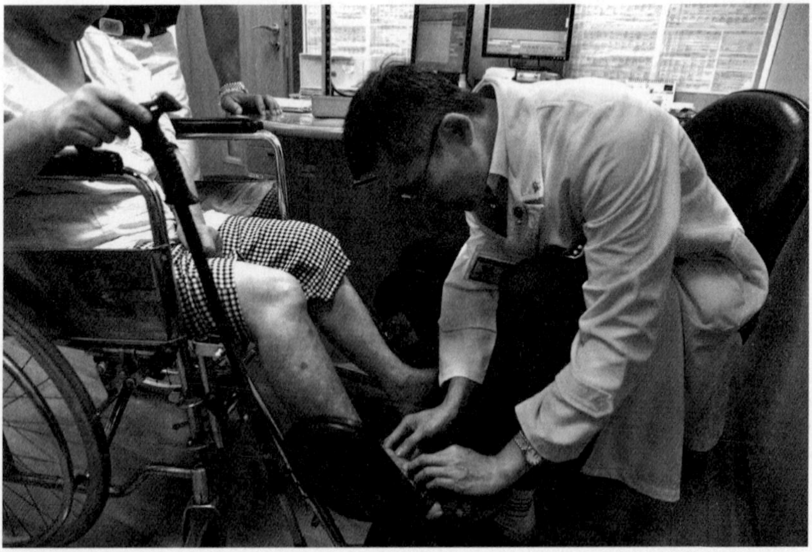

黃玄禮醫師用心為患者診斷。（攝影／吳裕智）

管介入性治療的學習之路。

十年前，黃玄禮聽聞國外有「通血管」以保全患肢的治療；當時才升上主治醫師兩年的黃玄禮，在老師溫明賢教授指導下，投入了周邊血管治療研究。沒想到，「姑且一試」的心態，卻讓黃玄禮揭開了治療糖尿病足的面紗。初期，剛使用介入性治療時，他看見原本坐在輪椅上無法行走的病人，經過治療，直挺挺地走進他的診間，那樣的情景使黃玄禮驚訝不已，讚嘆介入性通血管的治療，居然可以讓病人奇蹟似的復原，於是黃玄禮在心中立下目標，要繼續往這條路探索下去……。

## 海外學習之路

黃玄禮埋首於周邊血管介入性治療時，普羅大眾對於這種治療方式還相當陌生，不只沒有廠商願意代理相關醫材，甚至許多醫界前輩也不看好。但黃玄禮從沒想過放棄，一路跌跌撞撞，把病人當作每一位老師來認真學習；也將足跡踏遍國外周邊血管治療重鎮醫院，引進各地最新的治療器材及觀念。

二〇〇七年，黃玄禮特地前往義大利學習，在歐洲介入性血管會議上，用心觀摩不同的手術方式示範，返台後，引進液態氮的冷凍氣球。二〇〇九年，黃玄禮前往全球治療周邊血管重鎮的德國萊比錫花園醫院（*Park-Hospital Leipzig*）學習，並師承施密特醫師（*Dr.Andrej Schmidt*）。在花園醫院進修時，黃玄禮觀摩不同手術，並記下使用器材的尺寸與型號，甚至在示範手術結束後，去翻垃圾桶找出器材的標籤紙，然後打電話回台北慈院，請導管室組長幫忙洽詢廠商是否願意進口。黃玄禮從實做中一點一滴累積經驗，也不吝傳承給後進，不管多晚多累，對於每一位病人的治療過程，都會仔細地做完整記錄。步步走來，黃玄禮與團隊並肩作戰，用心耕耘這塊田地，終於開拓出今日台北慈濟醫院周邊血管中心技術領先全台的地位。

## 悲憫人醫　忍痛行醫

周邊血管介入性治療過程中會暴露在輻射之中，所以醫護人員必須穿著重六到十公斤的鉛衣，這對精神與體力都是一項考驗。十年下來，黃玄禮頸椎已受傷過兩次；第一次，他感覺全身就像被釘住一樣，無法起身；最近一次則是頸椎第四、五節急性發炎，頭甚至無法轉動。為了讓病患脫離病苦，黃玄禮付出時間、體力，更折損了身體，但只要想到仍有許多的病人亟需幫忙，他還是無怨無悔勇往直前，「看到病人因治療而得到進步，就是我最大的喜悅，也是催促我往前的動力」。

截至二〇一四年底，黃玄禮和周邊血管團隊已成功為八百零一位病人保住一千零四十三隻腳，並執行了一千四百零二次血管內治療，期間僅五十三個病肢需要膝上或膝下截肢；嚴重肢體壞死患者，半年內有百分之八十可以痊癒，百分之七十五一年後可自行或使用助行器行走。糖尿病人五年存活率達百分之六十一，保肢率達百分之九十三，次級血管暢通率百分之六十七，手術成功率高達百分之九十六。

在黃玄禮和周邊血管團隊的努力下，漸漸改變過去對糖尿病足的治療方式，臨床醫師與病人已了解到，糖尿病足並非只有截肢一途。十年一千例，對台北慈院周邊血管團隊而言只是中繼目標，黃玄禮期待，未來除了持續發展下肢動脈和深層靜脈介入治療，更要能從頭到腳、從動脈到靜脈、從淺層到深層都進行治療，讓更多病人免於截肢之苦，真正做到「來者不鋸」。

・・・

**白袍心語**／黃玄禮

曾經聽智者說過這樣一段話，一個想法或一件事物能蔚為風潮，有四大要素缺一不可。「專家認可、同儕認同、民眾掌聲與市場的肯定」。這句話一直深植在我的腦海中，蘋果的 iPhone 手機是一例，而在血管介入學中，周邊血管介入在這幾年中剛好符合這四要件，遂有機會繼冠心病後成為另一大顯學。既有的觀念做新的突破，只是當時的初發心，但從病患身上看到奇蹟式的進步，讓我重新認識了醫者的價值。解除病痛本是我們的職責，若能藉此讓病患重新站在地球上，重回社會工作崗位，方為大幸。

當然回首來時路，備感艱辛，雖不若先民之華路藍縷，但資訊不足，經驗稀少，器材缺乏，確是不爭的事實。只能從黑暗中找尋明燈，從摸索中發現真諦。感謝由這群亦師亦友的病患，所累積起來的寶貴經驗，這其中有歡笑也有淚水，能讓我們不斷的調整步伐，尋找最佳的治療對策。醫療沒有最好，只有更好，不斷的精益求精，才跟得上時代，才能造福更多病患。

十年光陰如白駒過隙，瞬間即逝，十年之間，滄海變桑田，沙漠成綠洲。

從嘗試做，可以做，到大家願意做，是眾人共同努力的成果。人生沒有很多個十年，若能以十年的時間成百年之慧命，讓冷門醫療成為常規醫療，薪火相傳，生生不息。繼之百萬的糖尿病患能免於病痛，方是台灣之福。

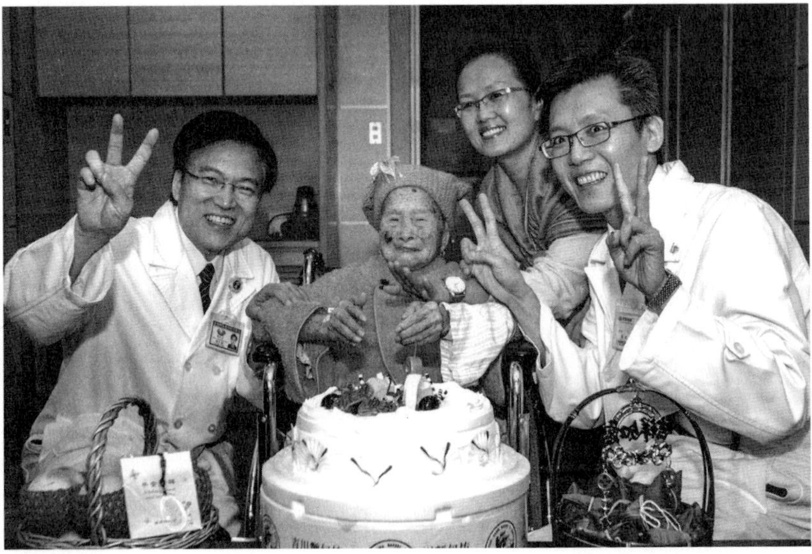

一〇二歲的粉絲阿嬤，與趙有誠院長、黃玄禮醫師合影。（攝影／簡元吉）

# 戰袍加身開血路

文／葉怡君

進行血管介入性治療過程中，醫師必須穿上一件厚重的鉛衣以阻擋放射線，多年來，吳典育醫師總是穿著重六到十公斤的「戰袍」，為病人打通血管，開出血路。吳典育的「戰袍」，歷經大小手術，上面有多處血漬，象徵著被賦予的救人使命。

・・・

「海鷗飛在藍藍海上，不怕狂風巨浪，揮著翅膀看著遠方，不會迷失方向，飛得越高，看得越遠，它在找尋理想，我願像海鷗一樣，那麼勇敢堅強……。」暫時忘卻病痛，姚女士坐在輪椅上，望向大海，哼著昔日熟悉的歌曲。

## 幫癌末患者圓夢

二〇一四年九月十九日，風和日麗的上午，台北慈濟醫院心臟內科吳典育醫師與醫療團隊一起陪著癌末患者姚女士到基隆潮境看海。五十三歲的姚女士，二〇一三年九月在台北市的醫院檢查出罹患子宮頸癌，並接受放射線和化學治療，但病情每況愈下。治療一年後，雙腳腫脹到原本的兩倍大，讓她不僅寸步難行，甚至無法躺著睡覺，嚴重影響到生活品質，幾度讓姚女士失去求生意志。姚女士的表妹推薦她到台北慈濟醫院尋求婦科權威黃思誠醫師的治療，看到姚女士雙腳腫脹嚴重的狀況，黃思誠判斷這不是婦科疾病所造成，應該與下肢靜脈阻塞有關，於是立刻將她轉至吳典育的門診。吳典育發現姚女士的雙腳有深層靜脈栓塞的情形，馬上為她安排靜脈血管疏通治療，短短幾日雙腿就消腫，姚女士終於能平躺著入睡。

年輕時，生活偶有失意，姚女士總會來到海邊，向大海訴說心中的苦處，聽聽海浪聲讓心平靜，如今身體的病苦，已讓她無法再自己去看海，即將走到生命的盡頭，她告訴最信任的醫師吳典育，唯一所願就是希望能再看一眼最愛的大海。得知姚女士的心願後，忙碌的吳典育將患者的期盼嵌在心板上，立即尋求資源協助。終於，在台北慈院醫護團隊的陪同下，姚女士到基隆海邊度過歡樂時光，哼著熟悉的歌曲，姚女士心滿意足地向眾人說：「十多年了，我都沒有機會來海邊，感謝有你們，在生命中最後一段旅程，讓我看到原本以為只會在夢裡出現的大海，謝謝你們，唯願足以，此生無憾。」九月二十四日晚上，姚女士帶著眾人的愛安詳辭世。吳典育雖滿心不捨，但慶幸「能陪著姚女士圓滿心願，讓我和患者都沒有留下遺憾。」

## 鑽研深層靜脈治療

糖尿病、動脈血管硬化、高血脂、高血壓、長期抽菸及有自體免疫疾病的患者，常伴隨周邊血管栓塞的併發症。當下肢深層靜脈產生血栓，就會使靜脈血無法順利回流，尤其當血栓出現在股靜脈與骼靜脈時，容易造成明顯的臨床症狀，像是下肢水腫、疼痛到無法行走等。深層靜脈栓塞嚴重的話，有可能併發肺栓塞，或者末梢組織因缺血時間太久而壞死，不得已得用截肢的方式來阻止病況惡化。

在心臟內科的行醫過程中，吳典育受到馬偕醫院蔡政廷醫師啟蒙，開始學習周邊血管介入性治療。二〇一一年到台北慈院服務後，吳典育跟著黃玄禮醫師繼續投入周邊血管治療，依照患者下肢動脈阻塞的情況，進行氣球擴張術、支架置入術及塗藥氣球導管等治療，讓患者免於截肢的命運。但吳典育想做的不僅於此，除了動脈介入性治療，他毅然決然投入深層靜脈治療領域拓荒。

成為深層靜脈治療領域前鋒部隊的吳典育，每每看見病人因血管栓塞面容愁苦，就更加激起內心的使命感，「如果都沒有人願意投入靜脈治療，那這群病人該怎麼辦？」儘管靜脈治療的器材沒有像動脈治療導管多樣，但憑藉著吳典育堅定的態度與經驗累積，並積極遠赴德國求師學習，陸續成功打通許多靜脈栓塞的腳，讓患者免受足疾之苦。

吳典育深入研究靜脈治療，從無人指導到自己歸納出急性靜脈栓塞、慢性靜脈栓塞、靜脈壓迫、靜脈曲張四大類型，並分別各類型不同的治療方式及困難度。靜脈栓塞的情況多樣而複雜，有些甚至手術前都無法準確的判斷出來，因此吳典育形容，「要打通栓塞的靜脈，就像在主幹道被埋住的迷宮中尋求生路一樣，非常困難。」

回想當初開始學習周邊血管介入性治療時，由於這項技術在台灣剛起步，不少同業醫師並不看好，也一度被質疑運用心導管治療的原理來疏通腿部的血管是行不通的，但吳典育不放棄，七年多來利用周邊血管治療，成功打通了七百多隻腳，讓病人重展笑顏。

進行血管介入性治療過程中，醫師必須穿上一件厚重的鉛衣以阻擋放射線，七年來，吳典育總是穿著重六到十公斤的「戰袍」，為病人打通血管，開出血路。「這件歷經大小手術的鉛衣，上面有多處血漬，象徵著被賦予的救人使命，我也隨時提醒著自己莫忘初衷，時時刻刻懷有醫者仁心。」吳典育一臉篤定的說。

## 把自己捐給病患

從穿上白袍那一刻起，吳典育就把自己捐給病患。為了能盡快幫更多飽受下肢血管栓塞的患者解決困擾，吳典育經常一天排了八檯以上的導管手術，他的認真看在導管室同仁的眼中，盡是心疼與不捨。曾經，吳典育為了打通病人的血管，在手術檯前站了近十個小時，穿著厚重的鉛衣，拿著導管，全神貫注緊盯每一吋血管，累到站不住了，就降低手術檯的高度，屈身蹲著繼續進行，終於完成手術時，吳典育已雙腳麻痺、體力透支到無法自己站立，而需要由同仁協助扶起。

面對病人，吳典育即使再累，卻總是保持微笑並且很有耐心地詢問病症；接受過吳典育介入治療的患者，都會拿到他的名片，上面印有手機號碼，因為吳典育希望病人有任何問題時，隨時都可以直接聯繫上他。

若聽到病人因經濟困境無法支付醫療費用想放棄治療時，吳典育常沒有多想就回說：「先治療，錢的事不用擔心，我們會想辦法。」在

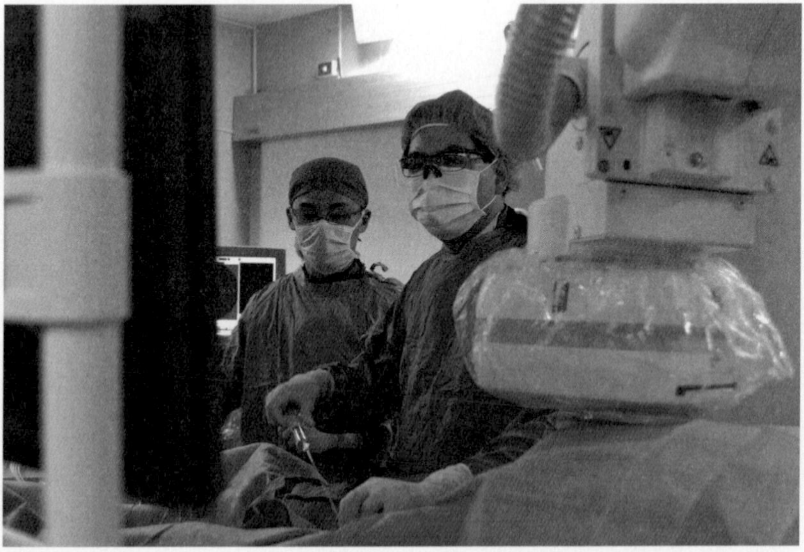

吳典育醫師專心地為病患開血路。（攝影／陳振顯）

吳典育腦海中，始終只有一個念頭，就是要盡一切努力治好患者。爾後吳醫師會商請社工師幫忙，一起尋找慈善資源來協助患者解決問題。

醫者仁心不只在於醫術精湛。吳典育在治療患者之後，仍持續關心、幫助病人與其家庭，也因為醫者發自內心的關懷，讓患者家人在失去至親的傷痛後，能重新站起，並擁有更堅強的力量。

曾有一位治療多年的患者，本應每三個月固定回醫院拿藥，但於預約回診日後的一個月仍毫無音訊，吳典育便請社工師協助聯繫，沒想到輾轉得知患者已過世，原以為醫病情會隨著患者的離世劃下句點，但吳典育想到的卻是患者年幼的孩子，他想著如何能給予遺族關心，讓他們度過失去至親的傷痛，幾經思考後，與社工師準備了一本和親人離世有關的繪本，並親筆寫下祝福的話語送給患者的遺孀與孩子，家屬被吳典育誠摯的心打動，兩個月後社工師與吳典育都收到了來自患者家屬的感謝信，字裡行間充滿希望。

## 讓阿嬤的憾事不再發生

心繫病患，治療過數百人的腳，吳典育心中卻始終有著一個無法彌補的遺憾。從小疼愛他的阿嬤患有糖尿病，因腳部的小傷口引發潰爛，從原本截斷一根腳趾頭，到後來整條腿被截肢。但是，阿嬤的病情並沒有因此好轉，身體狀況更是一路下滑，沒有多久就離開了他們。當時沒有血管介入性治療的技術，每每想到此，吳典育心中不免難過。現在替病人治療時，彷彿阿嬤的身影時常提醒著他，不要再有相同的憾事發生。

台北慈濟醫院周邊血管中心團隊，在治療下肢動脈栓塞方面逐漸有了成果，也為台灣介入性心臟血管醫學會承擔多次現場連線手術示範教學，許多他院無法治療的個案，紛紛轉來治療。不同於動脈栓塞治療已由黃玄禮醫師闖出一條路，帶領著後輩繼續努力；深層靜脈介入性治療領域，依舊是個新大陸，吳典育獨自披著戰袍披荊斬棘、邁步向前。許多病人夜夜痛不欲生的淚水，彷佛告訴著他不能停下腳步。尤其年少時看著阿嬤歷經各種磨難，卻換不回身體的健康，讓他更加堅定，無論如何，都要同體病苦、發揮所學，努力鑽研深層靜脈介入性治療來救治病人。

導管室的燈又亮起了，吳典育再次披上「戰袍」，雙眼緊盯顯像螢幕每一吋血管的狀況，這次躺在手術檯上的是一位左腿被聯結車輾過，面臨截肢命運的女士，此時「不要有遺憾」的念頭不斷在吳典育腦海出現。

・・・

**白袍心語**／吳典育

現在醫療進步，但仔細想想，仍有許多疾病尚未找到適當的治療方法，只能承襲舊有的方式來醫治病人；所以期待未來有更多醫師能夠突破現狀，開創出新的治療契機，為病人帶來福音。就像我目前所進行的深層靜脈介入治療，以前的醫師或許認為不可能，但隨著儀器的進步，漸漸地在許多人的努力下，打破了舊有思維，用新的治療方式，嘗試解決以前所不能治療的疾病。

或許有些人汲汲營營的追求錢財，身為醫師，我覺得不該只有「向錢看」的利益導向，而忽略了從工作中獲得心靈提昇。過去，我也曾在工作上受到挫折，但漸漸地從周邊血管介入性治療中獲得自信，感到人生存在的意義與價值，甚至在工作中就能付出一分心力來幫助他人；每每看到病患康復，露出久違的笑容，我就感到欣喜。

目前在台灣，投入深層靜脈介入性治療的醫師還是少數，所以我努力到處演講，期許能有更多人投入這個研究領域，因為在社會的暗角，仍有許多人需要我們伸出援手，這是「慈悲心」的驅使，也是行醫者絕不可失的初心。

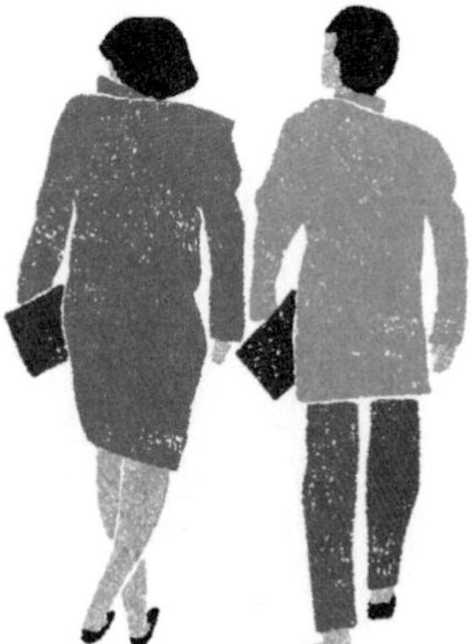

# 仁心仁術口回春

文／葉怡君、王慧蘭

口腔顎面外科不同於一般牙科，除了要有牙科的專門知識外，更須具備內科、外科、整形和急診等專長，處理的病症也相對複雜。用心鑽研口腔顎面外科領域的許博智醫師認為，即使醫療需要再多技術，用「心」治療更重要。

．．．

專注的眼神，輕巧的動作，剛下診的口腔顎面外科許博智醫師，正在病房幫吳小姐換藥。

年僅二十九歲、患有舌癌的吳小姐，於二〇一二年三月轉到台北慈濟醫院治療。回想初次見到吳小姐的模樣，許博智印象深刻，「吳小姐初到門診時，頭頸部全都用白色紗布包得緊緊的，打開一看，是一個超過十公分的大傷口，組織與血管全都裸露在外，且散發惡臭。」看見如此年輕的女孩，就得承受這麼大的痛苦，許博智心有不忍。

那年吳小姐剛從大學畢業，原本以為只是單純的拔智齒，沒想到卻是噩夢的開始。拔牙後，經常感到牙痛且口腔反覆潰爛，當時的主治醫師研判她可能罹患了自體免疫疾病——貝西氏症（*Behcet's Disease*）。未料，因免疫系統的問題，再加上舌頭長期磨擦產生病變，二〇一一年四月經過切片檢查，證實罹患舌癌，同時間又發現吳小姐的肺中膈腔裡有一顆良性肺腺瘤，在他院治療期間雖然積極接受開刀、化學治療，但病況還是變化不定。從發病到就醫過程中，吳小姐的父母從高雄住家附近的小診所開始，帶著她四處求醫，隨著病況嚴重，幾乎跑遍高雄地區的醫學中心、大型醫院，求診於權威醫師，病情也不見起色，後來到台北的醫學中心尋求一絲希望，但高雄台北往返九個多月的治療期，情況沒有好轉，讓吳小姐對治療幾乎絕望。

## 心繫患者　助其如願

經過台北慈院一系列檢查發現，腫瘤已從左側顱底延伸到左側頸部，甚至癌細胞已蔓延到右側頸部，腫瘤面積相當大。許博智與吳小姐和家屬溝通後，決定先幫吳小姐進行氣切，避免腫瘤壓迫呼吸道，再進行標靶治療。因為吳小姐的傷口大又深，換藥過程若稍有疏忽，就會造成頸動、靜脈的大出血，引發生命危險，因此許博智每天都在忙碌的工作中排出時間親自為她換藥；即使到了夜晚，許博智還是心繫吳小姐的病況，只要護理師一通電話，他就出現在病房。許博智的用心，吳小姐全都看在眼裡，有一天，無法說話的她親筆寫下：「許醫師如此認真，我一定要很努力，要趕快好起來。」許博智的努力，打動了原本對治療毫無信心的吳小姐。

治療過程中，許博智觀察到，吳小姐和父母，每天在病房就是等著換藥和化療，沒有其他生活目標，他憂心著，「這樣病人的意志力容易被擊敗。」得知吳小姐喜愛插花，許博智特地安排同為牙科患者的大學插花老師一同插花，增添她的醫院生活色彩。看見原本飽受病痛折磨的女兒，重拾自己最喜愛的花藝，吳媽媽十分感動，「許醫師不只醫治她身體的病，更醫治了她的心，讓她更有信心去面對後續的治療。」

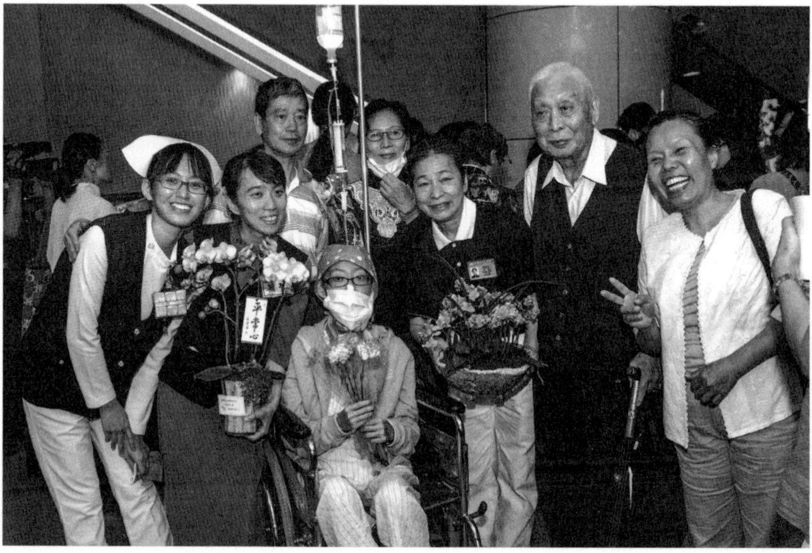

義賣會上吳小姐獲得許多迴響與支持。（攝影／簡元吉）

吳小姐每天從九樓病房要到二樓門診區換藥時，都會看到二樓慈濟志工大愛身影的海報，每幅海報都是一個助人的溫馨故事，吳小姐深受感動，她立下了一個心願，「雖然我現在生病，但希望也幫助別人。」為了完成吳小姐心願，醫院特別幫她舉辦了一場愛心義賣活動。「希望藉這次的義賣，能幫吳小姐圓一個夢，請大家多給她一些鼓勵……。」許博智在義賣現場幫吳小姐拉抬人氣。吳小姐的願，聚集了大家的愛心，短短一小時，花藝被搶購一空，善的力量彼此感染，「吳小姐，要加油！」、「吳小姐，早日康復！」、「祝福妳喔！」許多民眾主動走近吳小姐，為她加油打氣。吳小姐雖不能講話，但喜樂全寫在臉上，她用紙筆寫下：「感恩大家，讓我有付出的機會。」

完成心願，二〇一二年七月十八日下午，在家人及醫療團隊的陪伴下，吳小姐帶著溫暖的微笑向大家告別。吳小姐，在她人生到達終點時，依舊不忘助人，她奉獻出自己的大體接受病理解剖，成為無語良師，示現大愛精神。

## 積極學習遇恩師

六十八年次的許博智外型英挺、態度親切溫和，讓許多患者對他印象深刻。習醫的路上，許博智先是到社會系繞了一圈，之後才又轉入牙醫系。

服兵役時，雖擁有預官身分，但卻被分配到國軍桃園總醫院當接線生，認真向學的他不願意就此閒著，積極詢問當時在醫院擔任牙科主任的沈一慶是否能跟著學習，看見新人如此上進，沈一慶當下就答應。儘管不能動手只在旁邊用眼睛看，但對許博智而言，這可是難能可貴的經驗，他用心把握每一次學習的機會。

經過一段時間的摸索，許博智向沈一慶表達想走口腔顎面外科的意願，希望有機會能向頂尖的口腔外科醫師學習。這位年輕人的積極再次打動沈一慶，他馬上打電話給在三軍總醫院服務的口腔顎面外科權威夏毅然醫師，促成了兩人的師徒緣。退伍之後，許博智如願投入口腔外科住院醫師訓練。在三軍總醫院的住院醫師訓練中，許博智從未請過假，只要有機會學習開刀技術，一定會踴躍參與。而夏毅然高人一等的觀察力以及視病猶親的同理心，也讓跟在一旁學習的許博智耳濡目染，內化成之後行醫的準則。

緣分真奇妙，就當許博智完成住院醫師訓練，準備選擇服務單位時，已轉任台北慈濟醫院牙科部主任的沈一慶詢問他，是否有意願到慈院服務，許博智沒有多想就答應了。沒想到幾年後，當夏毅然從三總退休時，許博智力邀這位恩師到台北慈院服務，夏毅然也欣然同意。沈一慶、夏毅然、許博智三人的情誼，成了台北慈院牙科的一段佳話。

到台北慈院服務後，許博智仍持續精進醫術，特地到歐洲植牙醫學權威 *Malo* 學院學習創新植牙技術，並獲得專業認證，回台後，替許多患者找回口腔的春天。

## 創新全口重建植牙寫新頁

五十多歲的蔡女士因為牙周病的關係，上顎牙齒全部掉光，雖然裝有活動假牙，但容易鬆脫的問題讓她的社交生活相當不便，甚至還曾發生假牙當眾脫落的窘態。假牙除了容易鬆脫外，對於咀嚼食物也使不上力，「太硬的東西我不能吃，因為咬不動；太熱的東西我也不敢喝，因為怕假牙黏著劑會遇熱溶解，每餐幾乎都是將菜、麵等食材丟進火鍋裡，煮成軟軟爛爛的食物進食。」然而，長期下來無法正常飲食導致營養不均衡，更無法控制好原本血糖過高的問題，蔡女士得每天施打胰島素來控制糖尿病的狀況。

為了健康，蔡女士到處詢問植牙的可能性。「人家一

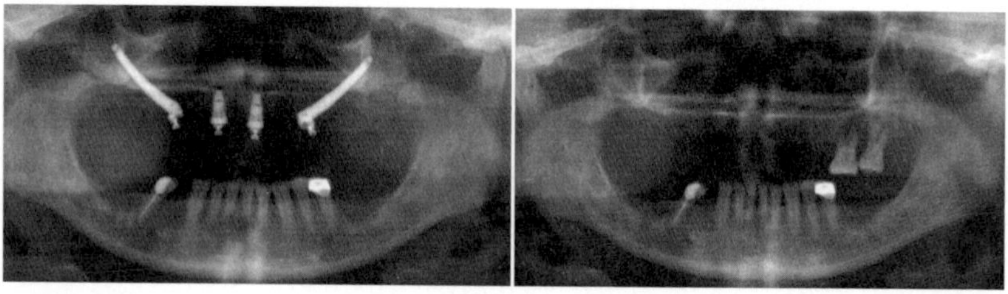

右／植牙前X片。
左／植牙後X片。
（圖片提供／許博智）

聽到我有糖尿病都不收，就只給我一句話，『血糖控制好再來』。對我來說這是惡性循環，我就是因為牙齒弄不好所以沒辦法吃，沒辦法吃，血糖就控制不好。」蔡女士因長年缺牙與糖尿病，使得她的齒槽骨萎縮嚴重，想要接受植牙手術治療，還需要先進行耗時費力的補骨工程，種種困難，讓她想重新找回一口好牙的心願，一直落空。

來到台北慈濟醫院口腔外科許博智門診後，蔡女士重燃希望。許博智以創新的一日全口重建植牙「*All on 4 TM*」特殊手術進行顴骨植牙，協助蔡女士進行上顎全口重建，手術僅僅兩個多小時，就成功解決蔡女士長期以來無牙的困擾。而許博智的顴骨植牙手術，也在台灣的植牙醫學史寫下新頁。

許博智強調，原本單顎需要六至八支植體的傳統術式，在「*All on 4 TM*」改良創新手術中，僅須使用四支人工牙根（採用直式和傾斜方式植入）來支撐全口固定式假牙，可讓病人免除傳統補骨手術和上顎鼻竇增高手術的風險，同時大幅縮短治療時間，可以立即解決患者咀嚼及「門面問題」。

「我可以吃芭樂了！我可以吃芭樂了！第一片芭樂還沒吃完，我眼淚就掉下來了。真的非常感動，我整個生活品質都改善，因為我吃得開心，每天都開心了。」蔡女士興奮的說，現在的她，說話時再也不需要擔心假牙鬆脫出糗的問題。此外，十多年來血糖過高的老毛病，經過正常飲食的控制後，糖化血色素也控制在標準範圍，降低了她洗腎與中風等糖尿病併發症的風險。

口腔顎面外科不同於一般牙科，醫師除了要有牙科的專門知識外，更要具備內科、外科、整形和急診等專長，處理的病症也相對複雜。許博智認為，醫療即使需要再多技術，用「心」治療更重要。他的用心，不僅幫病人找回笑容，更帶給患者對生命的盼望。

・・・

## 白袍心語／許博智

在診間治療患者之餘，我會用心進行全面性的觀察，找出可能藏在疾病背後的癥結，或患者真正的需要。這樣的習慣，從我高中求學時一直延續至今，當時通勤時間長，在車上我喜好觀察周圍的人、事、物，因而培養了我以更細微的角度了解與傾聽患者需求的習慣。

看診的時候，曾有病人問我：「在醫院工作這麼累，為什麼不到外面開業？」是呀！誰不喜歡錢多事少的工作？但在台北慈院的口腔顎面外科中，我有機會接觸到頭頸或口腔癌的患者，雖然比在診所辛苦，但當你在做真正想要做的事情的時候，不但不覺得辛苦，從中獲得的成就感，更讓我覺得很幸福。

二〇〇六年我來到台北慈濟醫院，相較於其他醫院，這裡沒有冰冷的氛圍與消毒藥水味，隨處可見的是志工們洋溢著溫暖笑容。我感謝當年推薦我至三總接受完整口腔顎面外科訓練的沈一慶主任，也是他讓我有機會在台北慈院服務。當然，成為一名口腔外科醫師的訓練過程中，要感謝兩大恩師——張燕清主任與夏毅然主任的照顧；也是兩位前輩發現大台北東南地區缺乏口腔顎面外科團隊，而希望我能在此提供醫療服務。

服務奉獻或許聽起來很崇高偉大，其實身為醫師的我，除了醫術的精進之外，更期許自己能細心體察患者所需，進而提升他們的生活品質。相信這是行醫路上最有意義的事。

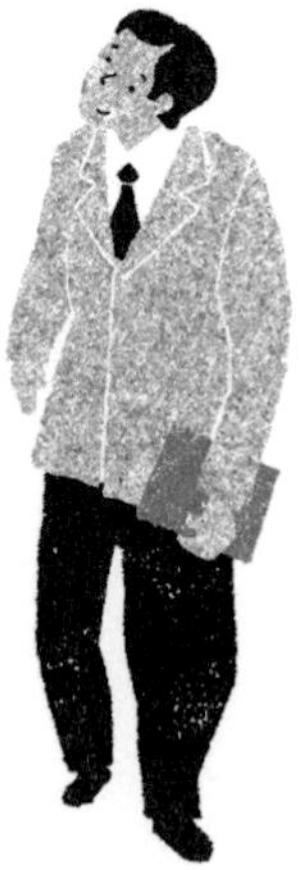

# 妙手綁線順氣息

文／吳燕萍

除了研讀國內外各種手術方法的文獻，循著耳鼻喉科前輩一步一步探究聲帶麻痺的病例，自創出新的聲帶手術外，蘇萬福醫師也致力於頭頸喉部病變治療的創新開發。這樣的醫師，難怪被病人稱作是「萬民之福的蘇萬福醫師」。

‧‧‧

「平常的生活作息，都完全失控了，忽然間就不能呼吸，一個轉身、一個閃身，就是呼吸不過來。感謝蘇醫師，他真是萬民之福。」徐女士沙啞的聲音，一字一句用力道出雙側聲帶麻痺帶給她的痛苦，以及對蘇萬福醫師的感謝。

二〇〇九年，個性活躍、擔任業務工作的徐女士，因為甲狀腺腫瘤開刀，手術後出現呼吸困難的情形，除了讓她失去工作，沒有社交生活外，甚至連基本的生存能力都產生嚴重問題。經醫師診斷，徐女士是因為控制聲帶的神經受損，導致聲帶麻痺，無法自由開合，雙側聲帶緊閉的結果，造成空氣不能正常進入肺部而呼吸困難。徐女士前往各大醫院求診，醫師都表示錯過黃金治療期，只能靠氣切來解決她呼吸困難的問題，這些答案，讓徐女士相當沮喪。

## 一千多個難以呼吸的日子

罹病後，徐女士不能安穩睡覺，最痛苦的是，當冬天出現呼吸困難的時候，總要先以空氣清淨機淨化周圍空氣，接著輔以電風扇幫助空氣進入肺部，此外她還要將電暖器放在身邊，以減低風扇所帶來的冷意。一千多個日子過去，徐女士仍然不間斷尋找醫師，她相信在醫學進步的現代，應該還有能夠讓她恢復正常呼吸，重返常人生活的一線希望。總算皇天不負苦心人，徐女士的家人在網路上看到耳鼻喉科蘇萬福醫師治療相關疾病的訊息，於是到台北慈院尋求治療。

仔細診察後，蘇萬福發現徐女士的雙側聲帶「罷工」了，研判徐女士甲狀腺腫瘤手術時不慎傷到支配聲帶運動的喉返神經，「當喉返神經功能損害時，聲帶就不受指揮，可能就是麻痺了，也就是俗稱的『罷工』。」這「罷工」，讓徐女士常常呼吸困難，生活步調大亂，甚至連說話都成問題。「慢慢講幾句可以，但你多講幾句，又忽然間呼吸不出來。」徐女士心灰意冷，「求生意志都沒有，其實我根本就不想活了。」徐女士的心聲，蘇萬福聽到了，「像徐女士這樣的病人，晚上睡覺時，呼吸的聲音聽起來像是鴿子叫聲，好像隨時隨地都會斷氣的感覺，這就是呼吸困難的痛苦。」蘇萬福感同身受，希望盡快幫徐女士拔除病苦。

## 一線「聲」機

蘇萬福評估後，認為徐女士的病況，適合使用自行研發的「聲帶外展固定術」，就是在麻痺的聲帶上綁一條繩子，把聲帶內側拉到外側去，讓兩側聲帶間的空隙變大。手術時，蘇萬福先透過內視鏡確認病患聲帶位置，接著從脖子外部相對位置，插入針線，穿過喉嚨打結後，再拉回聲帶處，調整聲帶至需要張開的位置；最後將線的另外一端，綁在特殊器材上，施以保護，這樣徐女士就可以順暢呼吸了。

蘇萬福的妙手和一根線，解除徐女士呼吸困難的夢魘，徐女士萬分感激，「開完刀，醒來那一剎那，覺得那才是我真正的人生，蘇醫師是我的救命恩人，讓我的人生完全改觀。」現在的徐女士，可以安穩睡覺，閒暇之餘，就和先生到戶外做

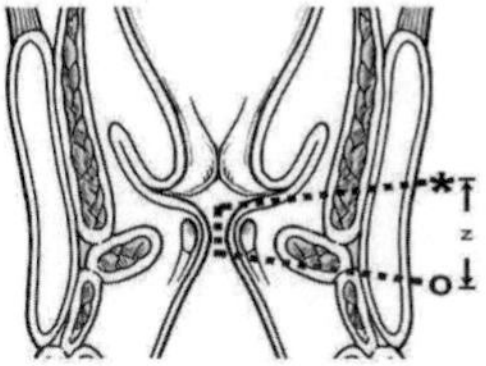

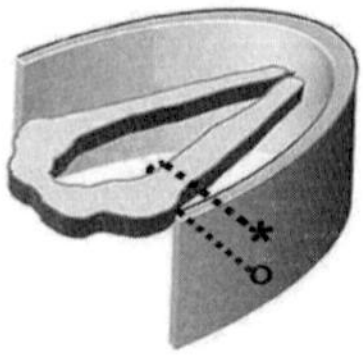

「聲帶外展固定術」示意圖。（圖片提供／蘇萬福）

運動，而且聲音沙啞問題，也隨著復原的時間持續改善。重獲「聲」機的徐女士歡喜的說：「我現在的生活就跟正常人一樣。」

「為解決病患呼吸困難的問題，醫學界前輩，早就發展出氣切的方式，但是做氣切蠻痛苦的，很多人拒絕做氣切，所以後來又研發出雷射，這是不可逆性的手術，燒掉就沒有辦法再補回去了。」蘇萬福娓娓道出呼吸困難的治療史。有感於聲帶麻痺病患的痛苦，蘇萬福引進「接膈神經」和在聲帶放個節律器的治療方式，然而這些方式的療程較長，手術費用也相當高，不易推廣。後來蘇萬福參考國外文獻，自行改良研發出聲帶綁線的「聲帶外展固定術」，這是馬上就可以看到效果，也是目前國內最快速的一種手術方式。

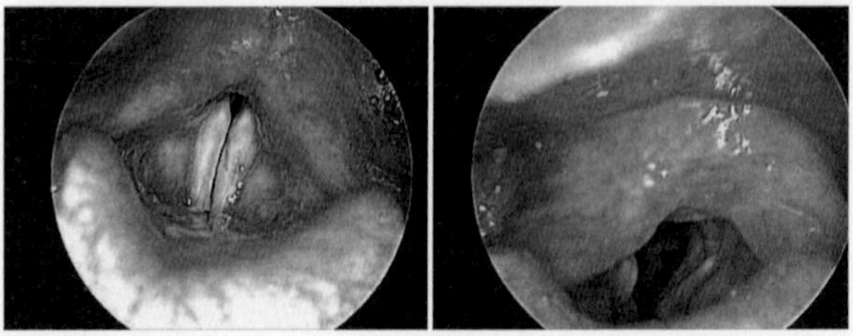

右／聲帶張開。
左／聲帶閉合。
（圖片提供／蘇萬福）

很高興能自創出讓病患免於氣切的手術方式，蘇萬福說：「『聲帶外展固定術』是具可逆性又可以做放鬆調整的手術方式，它沒有所謂黃金時期，多晚來，都可以做。甚至如果病人已經做了氣切，照樣可以做綁線手術。」讓病人免於苦痛、可以自在呼吸，是蘇萬福衷心的期盼，所以他不斷在治療方式上努力鑽研，那份仁醫之心，在叨叨念念著病患的話語中表露無遺。

## 創新療法　患者福音

除了研讀國內外各種開刀方法的文獻，循著耳鼻喉科前輩一步一步探究聲帶麻痺的病例，努力聲帶手術的研發外，蘇萬福也致力於頭頸喉部病變治療的創新開發。如「喉神經種植手術」和「聲帶外展固定術」，成功治療多例單側或雙側聲帶麻痺的患者；「鼻翼管神經切除術」改善病患呼吸困難以及解除過敏性鼻炎症狀，造福了無數病患。

年近七十歲的周先生因車禍頸椎開刀，一年兩個月無法發聲說話，經過蘇萬福以「喉神經種植手術」後，半年期間漸漸恢復說話的能力。這位車禍前從不開口唱歌的周先生，親身感受能發聲的美好，竟然愛上了唱歌。被鼻過敏困擾二十多年的陳小姐，接受蘇萬福的「鼻翼管神經切除術」治療後，再也沒有打噴嚏、流鼻水、黑眼圈與頭痛的問題。陳小姐感謝蘇萬福給她一個嶄新的人生，困擾多年的鼻過敏症狀一掃而空，她說，「現在天天鼻子都暢通，能輕鬆的呼吸，感覺好幸福。」

生命自有他的出口，每一處生命轉折，蘇萬福皆虛心接受、省思超越；面對任何難開的刀，不易治療的病症，他都義不容辭，盡量以最單純的方式，解決病患的痛苦。身為醫師最大的心願，是可以幫助更多的病患，因此蘇萬福努力研發新的手術方式。這樣的醫師，難怪被病人稱作是「萬民之福的蘇萬福醫師」。

・
・
・

**白袍心語**／蘇萬福

帶著醫療研究團隊在耳鼻喉科手術領域裡，不斷努力鑽研，創新的項目分成兩個主軸，第一個主軸是聲帶麻痺，聲帶麻痺又分單側和雙側。單側麻痺的處理是改善聲音，雙側聲帶麻痺的處理，則是為了改善呼吸。

從單側聲帶麻痺，使用矽膠將聲帶往裡面移，到以喉攀神經種植喉內肌，使聲帶往內移，到喉攀神經與喉返神經縫合，都是在改善病人的聲音。其中喉攀神經種植喉內肌的「喉神經種植手術」，是世界性的創新發明。至於兩側聲帶麻痺，以縫線將聲帶往外拉，以改善呼吸的「聲帶外展固定術」，也是屬於世界性的創舉。尤其兩側聲帶麻痺的病患，經過縫線手術，將聲帶往外拉以後，不但可以改善呼吸困難的現象，更解決以往用雷射手術來改善兩側聲帶麻痺但常常復發的窘境，也就是以縫線的方式，不但可以解決問題，不容易復發，更可以幫助一些原本依賴氣切管呼吸的病人拔掉氣切管。

另外一個主軸是治療過敏性鼻炎的「鼻翼管神經切除術」。一般醫師多認為過敏性鼻炎是無法根治的，「鼻翼管神經切除術」，不但可以精準的找到神經，將一段神經切除，使其不容易復發，更可以減少後遺症的產生。

其實這兩大主軸，在團隊來台北慈院之前就已然默默進行。來到慈濟醫院，很感謝院方對這兩大主軸相關研究的認同與支持，使得這兩項研究能夠精益求精，為大家所熟悉，並且可以更進一步的發展其相關研究。

目前團隊還有一些新的構想可以幫助更困難的案列，但特別需要大體模擬手術大體老師的幫忙，才得以達到研究成果。臨床上有許多困難案例，需要透過新的治療方式來幫他們解決困擾，這些創新研究期待能得到更多、更大的支持，以造福為病所苦的患者。

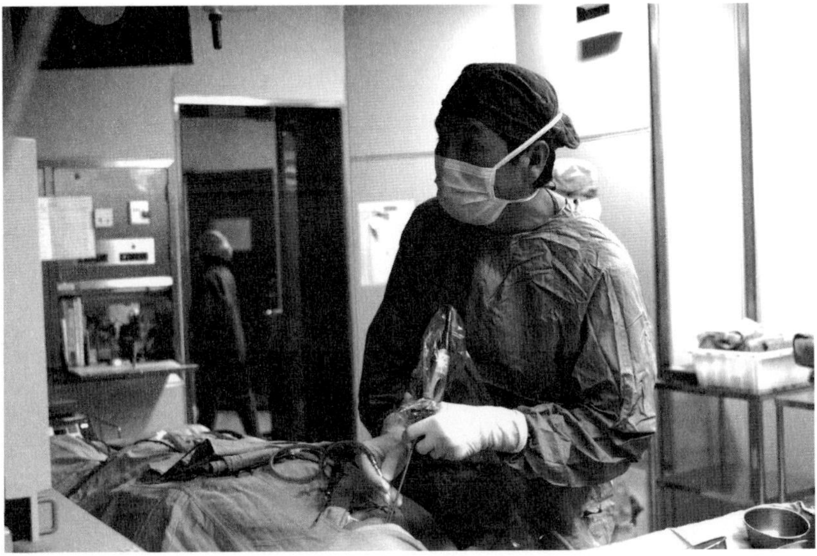

努力研發新的手術方式，被稱作是「萬民之福」的蘇萬福醫師。

（攝影／吳裕智）

# 生命在呼吸間

文／徐莉惠

生命只在呼吸間，當一口氣不來，生命就會停止。在病人最痛苦絕望的時候，藍青進胸腔內科團隊如家人般的陪伴與鼓勵，讓病人在安全的環境下跨越運動障礙，順暢氣息，感受生命最簡單的幸福。

・・・

證嚴法師說：「生命在呼吸間，氣息順暢就是人生。」

「咳！咳！咳！」從客廳走到房間不過幾步的距離，六十七歲的方先生就已經咳得上氣不接下氣。年輕時從事油料管理工作，同時長年有吸菸的習慣，還曾經感染肺結核，這讓方先生十多年前開始出現持續咳嗽和喘的症狀，而且愈來愈嚴重，連帶心肺功能也跟著衰退，甚至走幾步路就氣喘吁吁。雖然多方尋醫治療，使用了許多緩解呼吸道不適症狀的藥物，卻始終無法改善，最危急時還曾經住進加護病房，依賴呼吸器並接受氣切手術。

二〇一一年經朋友介紹，方先生來到台北慈濟醫院胸腔內科藍冑進醫師的門診，藍冑進發現方先生罹患的是「慢性阻塞性肺病」*COPD*（*Chronic obstructive pulmonary disease*）。俗稱肺氣腫的慢性阻塞性肺病，是一種呼吸道長期發炎，導致無法順暢呼吸的後天疾病，抽菸、長期在空氣品質不好的地方工作而引起肺部受損，或有肺結核病史的人，都是高危險族群。症狀包括慢性咳嗽、多痰、呼吸困難甚至喘不過氣，嚴重時可能會因為呼吸衰竭而致命。

## 量身開立運動處方箋

除了繼續使用藥物治療外，藍冑進也針對方先生的身體狀況設計個人化的胸腔復原運動。藍青進說：「運動訓練之前，我們會先為病患安排整合型的心肺運動功能檢查，了解病患的最大體適能，以及運動到最大量時的心肺狀況，從四十幾個生理數據中，了解患者的肺活量、有沒有缺氧、有沒有心律不整等等，再為病人量身開立運動處方箋，讓病患在運動訓練的時候，不會有危險，也不會因訓練太輕鬆而達不到訓練效果。而胸腔復原運動是要改善病患呼吸狀況，讓他們在休息或活動時的呼吸更有效率，以減低喘的感覺。」

方先生每週兩次到台北慈濟醫院的運動肺功能室踩運動腳踏車，開始前，護理師先教導方先生腹式呼吸的方法，「鼻子吸氣，讓氣慢慢往下到丹田，肚子要鼓起來……好，嘴巴慢慢吐氣，愈慢愈好……。」讓方先生熟悉如何調節呼吸。坐上運動腳踏車，護理師在方先生的手指夾上生理監視器，全程監測心肺功能、血氧含量，確保患者運動時的安全。胸腔內科檢查室組長蕭鐘慧說明：「任何運動計畫都由零阻力到輕量、中量，而漸進式的踩腳踏車，全程需要一個小時，過程中我們會教導病人如何在運動中調節呼吸、體察喘的感受。

許多病人一動就喘，洗澡、吃飯也會喘，只要一覺得喘就坐著不動，到最後會分不清是疾病的喘還是體力衰退的喘。我們透過運動讓病人了解什麼程度的喘可以不用怕、什麼程度就必須坐下來休息服藥，同時告訴他們在家裡要用氧氣治療，讓病人在生活中不再對喘感到恐懼。」

「我和醫療團隊的相處就像家人一樣，每次來做運動的心情都很愉快。以前走短短一百公尺的路，都快要喘不過氣來，現在比以前好太多了，感謝他們給了我美好的人生。」方先生分享著一年半來復健過程的感受，如今不僅心肺功能獲得改善，體力也大為提升，不論是走路或爬山都沒問題，甚至還能跟家人一起出國旅遊，讓他有重獲新生的感覺。

另一位六十一歲的涂先生，曾經是個老菸槍，四十年來每天要抽二包半以上的菸。多年前開始出現呼吸不順的情形，不論吃飯、睡覺、洗澡、穿衣服都非常的喘，醫師診斷是罹患重度慢性阻塞性肺病，還領有殘障手冊，之前嘗試過所有能治療類似疾病的各種藥物，卻不見改善，讓他和家人都非常困擾。甚至涂先生洗澡時，家人還要守候在浴室外，擔心他可能隨時有意外會發生。漸漸地，涂先生不敢出門，因為過個馬路都會喘，長期呼吸困難，讓他差點活不下去。

涂先生是慈濟志工，雖然很容易喘，但他還是經常做環保、持續參加慈濟活動。當台北慈濟醫院開始推廣胸腔復原運動時，藍青進建議涂先生也來作訓練，他卻回應：「我常常要去做環保和參加其他活動，應該沒有時間。」藍青進耐心地勸說：「師兄，要先照顧好自己的身體，才能為社會大眾做更多的付出呀！」好不容易終於說服涂先生來做運動。經過三個月的訓練，涂先生的生活品質、活動能力和喘的狀況都有明顯改善，他開心的說：「有了健康的身體，可以去幫助更多的人。」

## 分享胸腔復原運動推廣經驗

病患常常會好奇，為什麼踩腳踏車的訓練方式，對他們的肺部疾病會有幫助？藍冑進醫師表示，患者進行腳踏車訓練時，直接訓練到的是下肢肌肉力量，腳力增加了，走路、爬樓梯就比較不會喘。此外，病患在運動的時候，肺活量與呼吸速率較休息時大，這樣深而快的呼吸，會訓練呼吸肌肉的力量，使呼吸更有效率，且提升肺活量；同時運動訓練也可以改善心臟功能，減少氣管發炎。所以胸腔復原訓練，對改善患者的生活品質很有幫助。

胸腔復原運動是秉持證嚴法師「以人為本、尊重生命」以及「以病為師」的理念，二〇〇八年九月在胸腔內科吳燿光主任及藍冑進等醫師的努力下，「以病人為中心」將科技和人文關懷結合起來為病人服務，「運動肺功能室」於焉成立。

運動肺功能室每個月約有九十人次使用，自二〇〇八年九月成立以來，已服務超過六千位患者，除了大台北地區，還有遠從南台灣來的患者。胸腔復原運動推廣有成，造福許多患者，胸腔內科團隊不藏私的分享給國內外醫界，多家教學醫院紛紛派員到台北慈濟醫院觀摩學習。藍青進曾經多次受國內各醫學會邀請演講，同時也在許多國際期刊發表文章，分享治療經驗，二〇一三年九月更獲得英國胸腔科醫學會的胸腔復原運動治療準則引用。二〇一四年，胸腔內科團隊接連舉辦兩屆「肺淨心舒同學會」，邀請病友和家屬們共同參與，醫療團隊教導正確的呼吸技巧和飲食宜忌，大家齊聚一堂，彼此加油打氣。

## 視病猶親的全人醫療

胸腔復健計畫一個療程是三個月，而且必須持續好幾個療程。慢性阻塞性肺病的病人歷經漫長的復健之路，過程辛苦，根據統計，臨床上有四成的患者因而罹患憂鬱症。基於此，醫療團隊不僅在治療上陪伴，對患者的生活作息和心靈層面也都非常關心。每一位患者的用藥、營養、缺氧程度、在家的活動能力、活動範圍等各項細節，在全人照護的目標下面面俱到。「伯伯，你看你可以騎四十分鐘耶！」運動時，醫療團隊時常親切鼓勵病人，當運動達到一目標次數的里程碑時，還會貼心送上小禮物和蛋糕，讓患者在每一天、每個月都能感覺到「我有進步」，建立自信心。

藍青進長年在胸腔復原領域付出，常常可在診間聽見他親切和善

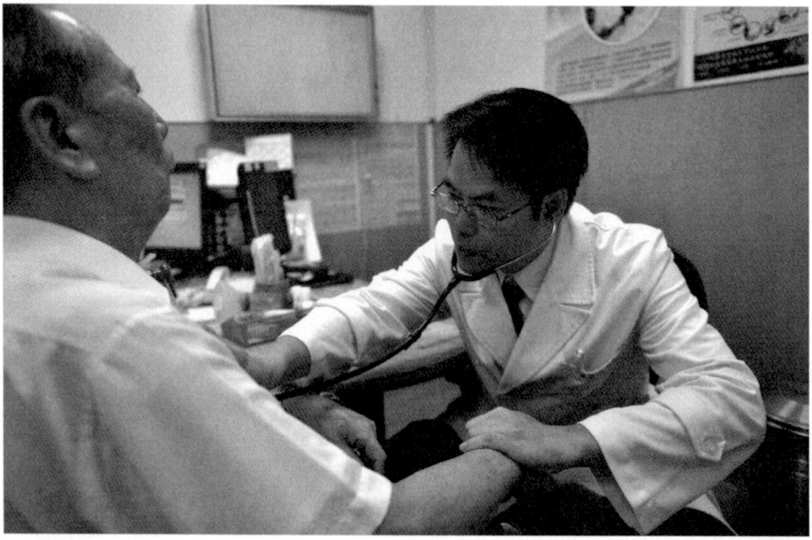

藍青進醫師為患者檢查肺功能狀況。（攝影／范宇宏）

的聲音：「伯伯來，我們一起……」、「阿姨，我們幫妳……」藍青進總是與病人站在同一陣線、一起對抗疾病，並陪伴他們持之以恆的運動，而不是讓病人孤軍奮鬥。有時候病人無故缺席，沒有依照排定的時間到醫院做運動，藍青進會先調閱病人的運動紀錄，查看最近的健康狀況，然後打電話問候。如果病人感覺身體不舒服，藍青進會安排提早回診，必要時還同步會診心臟內科醫師，立即進行相關的檢查與治療，為病人省去再跑一趟的麻煩。

生命只在呼吸間，當一口氣不來，生命就會停止。在病人最痛苦絕望的時候，胸腔內科團隊如家人般的陪伴與鼓勵，讓病人在安全的環境下跨越運動障礙，順暢氣息，感受生命最簡單的幸福。

・・・

**白袍心語**／藍胄進

國內外胸腔科醫師都認同胸腔復原運動對病人幫助很大，並強烈建議將胸腔復原運動加入治療指引中，但許多醫院礙於人力、物力和經濟效益，最終放棄發展。

病人在運動前要先做整合型運動心肺功能檢查，醫師必須撥空仔細判讀分析四十個生理數字，了解病人的體適能、心肺功能、肺循環、周邊循環等，才能規畫有效又安全的「運動處方箋」。判讀這些生理數字相當困難而且耗時，國內極少數醫師願意投入心力研究；而病人做檢查或運動時，需要有護理師全程陪同，一般醫院沒有設置這樣專門的人力。

另外，胸腔復原運動的健保點值給付低，有些醫院考量營收，將其列為自費項目；曾經有幾位醫師來觀摩後有興趣投入，卻因為他們的醫院不重視而沒有繼續發展。

許多病人用藥已到極限卻無法更健康，如果沒有持續運動，病人在未來都將過著一動就喘的日子，胸腔復原運動是他們的一線希望。感恩證嚴法師創立慈濟醫院，讓我們發揮良能，救助貧苦的病人，在趙有誠院長和吳燿光主任的支持下，以健保來提供胸腔復原運動、增聘專門的護理師，並給予完整的教育訓練，讓病人得以順暢呼吸。幫助病人快樂的呼吸，是我們最大的心願。

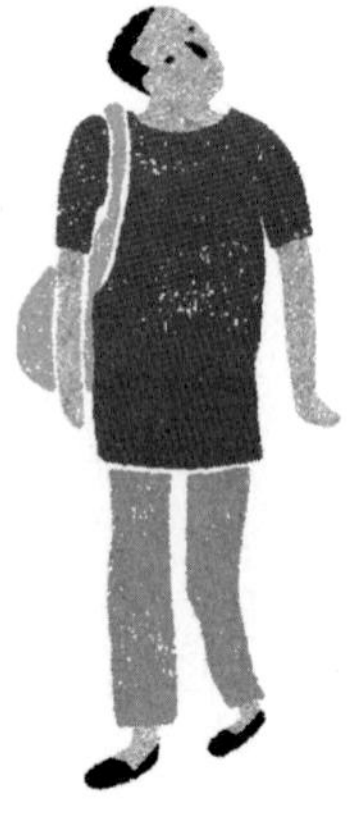

# 愚公移山終不悔

文／王慧蘭

自比為「愚公」的曾效祖醫師，是國內少數專攻脊椎側彎矯正手術的骨科醫師，只要是脊椎的疑難雜症都可以找他。已有百多位的脊椎難症患者，在曾效祖的巧手下，截彎取直，進而展開新的人生。

．．．

自比為「愚公」的台北慈濟醫院骨科曾效祖醫師，在診間用雙手摸著張同學彎下腰後背上隆起的「小山」，然後回過頭看著電腦上的X光片，對張媽媽說：「脊椎側彎的角度不小，大約有一一〇度左右，是一個很大的彎曲，這樣的角度一次手術沒有辦法完成，要開兩次刀……。」

曾效祖是國內少數專攻脊椎側彎矯正手術的骨科醫師，在他的醫師簡介中寫著「脊椎側彎矯正、駝背畸形截骨矯正、先前脊椎手術失敗翻修手術、複雜性脊椎前後路重建手術」，看起來，只要是脊椎的疑難雜症都可以找他。也的確是如此，曾效祖自二〇〇一年擔任主治醫師以來，已經在開刀房為一千多位患者解決脊椎難症，其中脊椎側彎矯正手術超過一百檯，當中不乏求醫無門、開刀失敗的患者，都在曾效祖的巧手下，截彎取直，進而展開新的人生。

## 脊椎側彎患者以青少年居多

脊椎側彎或畸形的患者，不少是青少年。曾效祖表示，發生脊椎側彎的部位以胸椎和腰椎最為常見，發生的原因可分為非結構性和結構性。非結構性因素包括受傷、姿勢不良、骨盆傾斜或長短腳等；結構性因素當中，最常見的是特發性脊椎側彎，其脊椎左右彎曲呈現C型或是S型，有些甚至呈螺旋狀，目前發生成因不明。這類的患者約占百分之八十，好發年齡在十到十三歲，特別容易出現在急速成長的青少年身上。另外，還有因神經性纖維瘤，或神經型肌肉萎縮導致的神經肌肉性的脊椎側彎。

十四歲的張同學，就是因為多發性神經性纖維瘤造成脊椎側彎。張媽媽回想兒子發病的過程：「快上小學一年級時，發現他肩膀歪歪的，穿衣服時衣領總會斜一邊，就帶他去看小兒科、骨科，醫生安排照了X光後，告知是脊椎側彎。聽到這個消息，我和爸爸真的難以接受。」

當時張同學還太小，不適合開刀，到了小學二年級，背部漸漸隆起，為了不使脊椎側彎的幅度愈來愈大，得二十四小時穿著背架，「天氣熱的時候，脖子會起疹子，實在癢到快抓狂；背架也常把皮磨破，而且穿著背架好像機器人，在學校被同學排擠，就和同學吵架，然後回家偷偷掉眼淚。」想到當時的辛苦，張同學稚氣的臉龐透出絲絲幽怨。

熬過七年的時間，開刀時機成熟，張媽媽帶著張同學跑遍各大醫院後，決定把兒子託付給在脊椎病變治療上經驗豐富的曾效祖。經過四個月，三次門診，曾效祖確定張同學脊椎側彎的角度及肺功能等狀況後，決定採取兩階段的「後路矯正手術」（*Staged Posterior Correction*）。

## 階段性後路矯正手術第一人

在國內以階段性後路矯正手術治療大角度脊椎側彎患者，曾效祖是第一人，並多次在國內外骨科醫學會發表報告，也獲得同業很大的迴響。「這其實不是技術上的創新，而是觀念上的突破。」曾效祖表示，傳統的脊椎矯正手術也分為兩階段，稱為「前路鬆解、後路矯正手術」，第一階段從胸前開刀，把角度最彎的脊椎鬆解並做骨融合手術，第二階段則為後方矯正、鋼釘固定及骨融合術。前路的開胸手術有可能會影響肺功能，且在兩階段手術間隔約兩星期至一個月的時間，患者必須把頭髮理光，並戴上如自由女神般的頭環進行牽引，此時患者只能坐在輪椅上或躺在床上，不僅行動受限，光著頭對青少年心理來說也是種傷害。

二〇一一年，曾效祖開始採用自創的階段性後路矯正手術，解決脊椎側彎患者的困境。這個方法是循序漸進的，先從背後開刀，分階段矯正脊椎的幅度，可避免脊髓神經受到過度拉扯，減少受損或癱瘓的併發症，而且無需戴頭環牽引，術後患者可自由行動。

脊椎是支撐人體的重要結構，內含中樞神經，前方分別有大動靜與大靜脈，

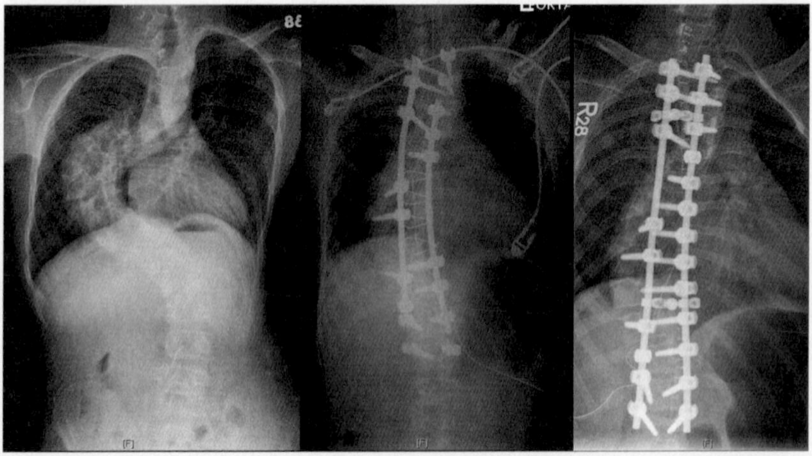

張同學矯正前脊椎側彎110度，經二階段後路矯正手術後，側彎幅度減少至五十度。（圖片提供／曾效祖）

脊椎兩側有脊椎神經，由椎間孔伸出貫串全身，分別管制體神經和內臟神經。進行脊椎矯正手術時，若傷及神經或血管，有可能導致癱瘓或死亡，可說是外科手術中，最困難複雜，風險也高的手術之一。正因脊椎矯正手術風險高，療程長且健保給付額低，願意投入的醫師並不多。

曾效祖還是實習醫學生時，有機會接受恩師——台灣脊椎矯正手術先驅陳博光教授的指導。在進行脊椎側彎矯正手術的開刀房裡，還是菜鳥的曾效祖目睹陳博光在手術檯前那種「一夫當關」的「骨氣」，對陳博光靈巧的雙手如魔術師般，將病人「截彎取直」的魄力感到崇拜，從此一頭栽進脊椎側彎矯正這個領域。

到台北慈濟醫院服務後，有機會與花蓮慈濟醫院名譽院長陳英和共事學習，陳英和是駝背畸型矯正的專家，曾效祖說：「這一路走來，兩位台灣頂尖的老師教導我，陪伴我，如果我在脊椎側彎矯正領域能有一點點成績，都要感謝這兩位老師的栽培。」

## 再晚也要關懷病人

晚上十一點，曾效祖剛結束約十小時的手術，稍作休息後，就穿起白袍去巡房。曾效祖不看診的時間，常常一大早就進開刀房，不管手術完成時間多晚，他都一定會去病房關懷病人。曾效祖心繫病人、深夜還巡房的舉動，常常讓病患及家屬感動不已。

「聲音宏量、為人親切、同理病人」的特質，讓患者對他印象深刻。因脊椎退化狹窄飽受下背疼痛不良於行的林女士，一年來在台灣和美國各地遍尋脊椎治療名醫，獲知脊椎手術風險高，還有癱瘓的風險後，遲遲不敢開刀。最後找到曾效祖，讓她終於下定決心進行手術，「曾醫師很詳細地解說我的病情及手術治療方法，讓我很安心；其實每次看到他，我就覺得自己的病好很多。」

與他共事的骨科病房護理同仁則形容曾效祖是「骨科裡的身心醫學科醫師」，護理長康芳瑜說：「曾醫師很忙，但他總能耐心傾聽病人的抱怨或訴說身體的不舒服，他不會馬上用醫師的專業告訴病人該怎麼做，而是先傾聽，然後同理病人的感受，之後再想辦法解決病人的難處。他的病人每天都很期待可以看到他。」

曾效祖說：「在醫病的過程中，醫心是很重要的。我是平常人，也會有情緒，但在病人面前應該要收起來。我的病人多是脊椎病變的患者，他們都知道脊椎手術是大手術，心情已經很緊張了，我必須疏解他們的壓力，把氣氛弄得輕鬆一點，病人才會比較安心。」

## 病人的笑容是動力

張同學歷經兩次手術，背上的「小山」不見了，成為抬頭挺胸的少年，身高從原先的一四四公分拉高到一五二公分。「你現在應該覺得不太一樣了吧？」曾效祖滿臉笑容的問張同學。「超開心的，再也不用穿鐵衣了，可以像正常人一樣趴趴走，感謝曾醫師。」張同學回以燦爛的笑容。看到張同學的改變，張媽媽心中那塊擱了七年的大石頭總算落了地，「這七年來，每次看到兒子，心就很痛，還好遇到曾醫師。我不知怎麼感謝他，就是感恩，感恩，再感恩。」張媽媽哽咽地說。

病人的笑容是支持曾效祖在脊椎側彎矯正領域持續精進的最大動力，「手術的風險很高，但效果卻很顯著。除了視覺的震撼，對病人來說，影響更是一輩子的事，特別是因脊椎側彎或畸型來求診的多是小孩子，我做的事情，對他們未來有很大的影響。」曾效祖說。

由於進入門檻高，手術若引起併發症還可能招來醫療糾紛，以致於到目前為止曾效祖帶過的實習醫學生中，尚未有人選擇投入脊椎側彎矯正領域，讓他有「空有技術，卻還找不到傳人」的遺憾，「有些事還是需要有人去做，不要想太多，就像證嚴法師說的『做就對了』。」曾效祖笑著說：「像我這樣憨憨的做，像『愚公』一樣，卻樂在其中。」說著說著，曾效祖的手機傳來簡訊，是骨科同業請他為一位脊椎手術失敗的病人翻修的訊息。「做就對了！」曾效祖宏亮的聲音在診間迴盪著。

· · ·

**白袍心語**／曾效祖

回顧這十年來，經手過近百位脊椎側彎患者，絕大多數經過手術矯正之後有了全新的人生，但是也有極少數的病人出現了不如意的結果，這對醫病雙方都是一大挫折，也正是此高風險領域之人投入的重要原因之一。

證嚴法師說：「有願就有力。」我常開玩笑的把它改成有「怨」就有力。面對日益惡化的醫療生態、緊張的醫病關係、健保給付制度、醫院經營辛苦等問題，我常笑說，秉著一股「怨念」在開刀。正因為這股面對外在環境不滿的怨念，才能夠支撐我持續前進，不被環境擊倒。

有句話說：「病人是最好的老師。」如果我在脊椎側彎矯正領域有些許成績的話，那都要感恩病患及其家屬們對於我的信任，以及在他們面對脊椎變形的痛苦時，對於手術治療的期待，這是鞭策我在這少有人願意嘗試的領域持續鑽研、精益求精，希望能找出更好治療方法的最大動力。

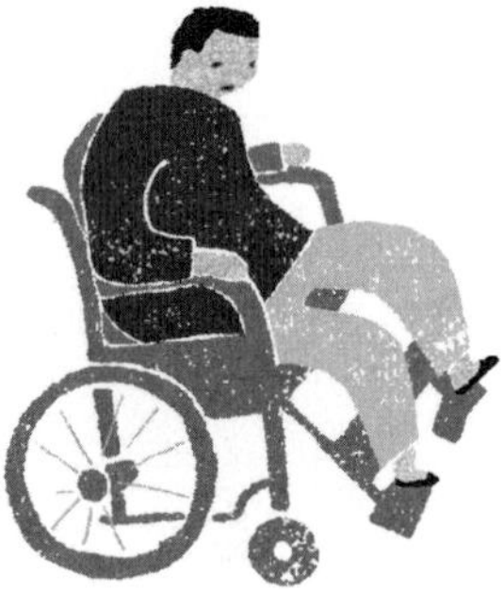

# 婦癌聖手解病苦

文／徐莉惠

黃思誠醫師投身婦癌研究並鑽研單孔腹腔鏡手術多年，逾耳順之年，依舊在開刀房裡親自操刀，俐落、純熟的技術，讓後進望其項背；親切和靄的態度，更讓許多婦女朋友放心把自己交給他照護。

···

曾經是叱吒風雲的一代狀元，台北慈濟醫院副院長也是婦產科教授黃思誠醫師，年輕時帶著聯考榜首的榮銜進入台大醫學院。其後，投身婦癌研究並鑽研單孔腹腔鏡手術多年，現今從台大畢業的婦產科主治醫師幾乎都曾經接受過他的指導。逾耳順之年，黃思誠依舊在開刀房裡親自操刀，俐落、純熟的技術，讓後進望其項背；親切和靄的態度，更讓許多婦女朋友放心地把自己交給他照護。

四十五歲的林女士育有四名子女，原本的體重是五十一公斤，二〇一〇年九月開始逐漸發胖，由於家人都屬於「肉肉」的體型，而且身體沒有任何病痛和症狀，所以林女士不以為意。沒料到，在短短一年內，她胖了超過二十公斤，大腹便便的體型時常讓人以為是即將臨盆的孕婦，加上長期食慾不振、爬樓梯非常喘，擔任慈濟志工的姊姊覺得不對勁，勸她到台北慈濟醫院讓黃思誠檢查。

黃思誠診斷發現林女士整個腹腔及骨盆腔都被巨大的腫瘤占滿，經由電腦斷層掃瞄確定是卵巢瘤，而且已經壓迫到右肺葉和腸胃，造成右下肺葉的坍塌，影響呼吸和食慾，再拖下去恐怕會呼吸衰竭，必須盡快開刀。

為防止取出腫瘤時，腹壓突然下降，靜脈血液大量回流心臟，導致心肺功能異常，黃思誠以慢慢抽吸腫瘤黏液的方式讓腹壓逐漸下降。抽出二十二公斤的黏液後，接著將如同冬瓜大的囊腫取出，由於林女士沒有再生育的計畫，手術時一併摘除對側卵巢、子宮、骨盆腔淋巴腺以及大網膜，避免將來再復發。冷凍病理切片證實腫瘤細胞是「境界惡性腫瘤（Borderline malignancy）」，介於良性與惡性之間。手術後，林小姐的肚子瞬間恢復平坦，體重降回原本的五十一公斤，隔天即可下床走動，一週後順利出院，林女士宛如新生。

## 一家四代女性都找他

婦產科專業的黃思誠也是最受信賴的家庭醫師，高齡八十二歲的許阿嬤一家四代女性都是黃思誠的病人。許阿嬤在二十七年前罹患子宮頸癌，當時黃思誠在台大醫院婦產科服務，為許阿嬤開刀治療後，專業的技術、視病猶親的態度讓許家人相當讚賞，後來阿嬤的女兒子宮外孕、阿嬤的妹妹及有婦科疾病的晚輩們，都來向黃思誠求診。

二〇一一年，黃思誠從台大醫院退休，在產科主任李裕祥醫師的推薦下，延攬至台北慈濟醫院婦產部擔任主治醫師。許阿嬤一家人在台大醫院找不到黃思誠，四處打聽他的去向，有一天在大愛台的節目中，正巧看到黃思誠談婦癌的主題，一家人又驚又喜，「終於找到黃醫師了，他是我的救命恩人，不只專業，醫德又好，讓我很安心。」許阿嬤對於這個好醫師讚不絕口，守護四代女性健康的溫馨醫病情，又延續了下去。

## 婦產科領域深耕鑽研

行醫四十多年的黃思誠，投入婦產科其實是偶然。選填志願時，他正好在當兵，無法親自回家填志願，母親為他填了當時熱門的婦產科，他順從母意，從此在婦產科領域鑽研深耕。從醫生涯中，黃思誠受到魏炳炎教授、李卓然教授和歐陽培銓教授等三位老師極大的影響，投入婦科研究，「他們都不是想賺錢，都在做研究，所以我也受到這種影響，沒有開業的想法。」黃思誠娓娓道來。

一九八三年，黃思誠從美國進修返國，在台大醫院擔任副教授，李卓然教授問他：「要不要參加子宮頸癌的手術？」子宮頸癌是當時婦產科最大的刀，危險性高，黃思誠相當有興趣，從此以後跟著李卓然學習婦癌手術。黃思誠回憶：「手術時，李教授仔細地說明如何撥開輸尿管、找血管、打開膀胱側腔、直腸側腔……。」跟著學開刀四、五年，李卓然逐漸放手讓黃思誠主刀，自己則站在助手的位置。經過這樣的鍛鍊，黃思誠的開刀技術日益純熟。

二〇〇二年，當大多數醫師都還在使用開腹手術或是三孔腹腔鏡手術時，黃思誠已帶領年輕醫師投身單孔腹腔鏡微創手術，大幅降低手術傷口對病患的影響，提升術後復原能力。黃思誠精湛的開刀技術，至今已為一千多位子宮頸癌患者去除病灶，找回健康。此外，黃思誠獨創逆行性子宮動脈結紮手術，能夠快速準確尋找到子宮動脈，縮短手術時間以減少出血；他同時是台灣第一個針對子宮肌瘤手術，進行腹腔鏡子宮肌瘤原位切除手術的醫師，把婦科腹腔鏡技術發揚光大。

## 提攜後進　桃李滿天下

「專業技術不是與生俱來的，有賴師徒間的傳承。」黃思誠抱持著「飲水思源」的理念，謹記師長的教誨，在教導學生時也毫不藏私，他在台灣婦產科界可謂桃李滿天下。

台北慈濟醫院婦產科黃佩慎醫師，是黃思誠直接指導的學生，跟在「黃教授」身邊五年多，黃佩慎學習滿滿，「教授是一個曖曖內含光的人，言行合一、腳踏實地，而且脾氣非常好，從來沒看過他發脾氣，對學生有教無類，兼具醫德和醫術。」她透露，黃思誠帶學生都是「手把手」的耐心指導，親自握著學生的手來操作手術刀，黃佩慎更以「家有一老，如有一寶」來形容這位可敬長者之於台北慈濟醫院的意義。

婦產科總醫師鄭永傳受到黃思誠的感召，讓他從一位二十年資歷的藥師轉換跑道成為婦產科醫師。鄭永傳說：「婦科癌症的刀需要非常細膩的技巧，黃教授讓我非常佩服的是他很有耐性，把我這個門外漢一步一步帶進來。」鄭永傳滿是感激，「手術時，他真的是拉著我的手在做，告訴我每次開子宮相關的刀時，要先確定輸尿管的位置，萬一輸尿管太接近開刀的地方，一定要先把它推開，不但是保護病人也是保護我們自己，這是讓我很感動的地方。」

台灣因為少子化，再加上醫療環境嚴峻，得隨時待命接生等因素，從一九九五年開始，投入婦產科行列的專科醫師逐年減少，醫師年齡老化成了婦產科面臨的重大問題。黃思誠希望能多執「學子」之手，為台灣婦產界培養更多新血。

黃思誠對台灣婦產科史料的保存也有極大的貢獻，他認為著作和論文能留下寶貴的歷史，因此曾主編多本婦產科醫療相關書籍（註1），同時論文累積高達二百七十篇，其中許多論文更曾獲得各種獎項的肯定。（註2）

行醫四十一年的黃思誠，早年在台大醫院婦產科服務並在台大醫學院婦產科任教三十三年，退休後到台北慈濟醫院繼續濟世救人，也踏入人生的另一個階段。不僅茹素、聽聞證嚴法師的法，更積極參與國內外義診和賑災活動。黃思誠在服務、教學、研究和國際四大領域表現傑出，二〇一四年獲中華民國醫師公會全國聯合會頒發「台灣醫療典範獎」的表揚。獲獎的肯定讓黃思誠更加持守初心，他心繫台灣女性的健康，縱使髮已斑白、步履不再飛快，依然堅守崗位，展現人醫精神。

・・・

**白袍心語**／黃思誠

對於病人，我始終抱持著「來者不拒」的理念。病人來到我的門診，可能是最後一站了，如果醫師不接受病人，會讓病人求醫無門，不知道該何去何從。

我相信醫療團隊一定有能力處理，可以讓病人得到妥善的治療；即使有些人的病情很嚴重，已經到無法治癒的程度，但還是有其他方法可以幫助她獲得更好的生活品質。

行醫數十年來，原本以為醫師醫治病人，只要靠著專業的經驗就能讓病人得到最好的照顧，也一直秉持這樣的想法，恪守在自己的崗位上。然而，到了台北慈濟醫院以後，才慢慢了解「醫療人文」的價值。每天看到許多醫療志工在醫院各處穿梭不息，隨時隨地膚慰病人，

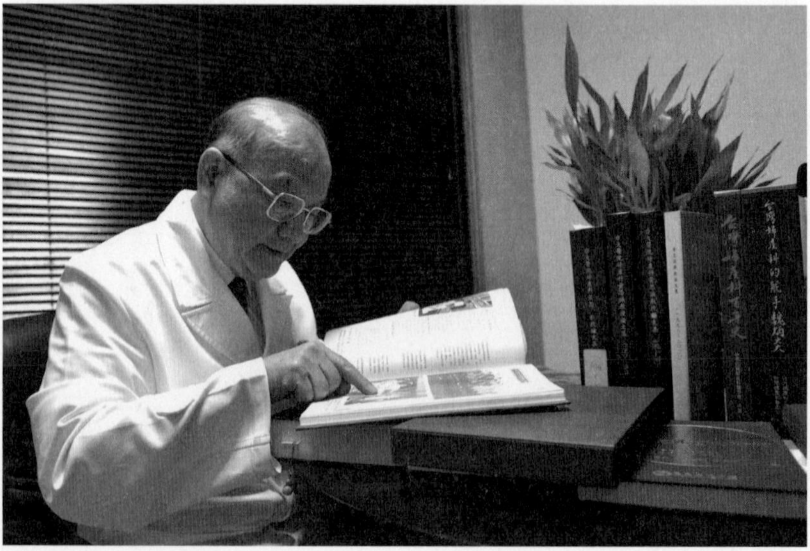

看書是黃思誠醫師最大的興趣，他曾發表許多論文和著作，對台灣婦產科史料保存有極大貢獻。（攝影／吳裕智）

幫病人解除許多痛苦，志工們無私的奉獻更讓我敬佩，也對自己渺小的付出感到慚愧。有次值班遇到氣爆的病人送到急診室來，許多志工馬上簇擁而上，除了膚慰病人外，也替他們擦身體，買衣物、拖鞋以及早餐等等，讓傷患一下子心就安穩下來，也實際見證到慈濟的醫療人文。

以前我只是在門診等著病人來求診，現在我可以做個不請之師，走出醫院，參與許多國內外義診、賑災，去膚慰更多苦難的人。在精湛的專業臨床能力之外，透過結合慈濟的人文，讓自己的心更貼近病患，不僅醫病，還能醫治病人的心靈。

註1：黃思誠曾主編《婦科腫瘤學》、《寶貝女人微小的追求》、《台大醫院婦女微創手術》、《婦科腹腔鏡手術精要》、《內視鏡肌瘤切除術》、《台大婦產科百年史料輯錄》、《台灣婦產科百年史》、《台灣婦產科的舵手——魏炳炎》、《台灣婦產科醫學會五十年》等書。

註2：黃思誠曾獲中華民國婦產科醫學會優秀論文獎、行政院國家科學委員會計畫研究優等獎、陳芳武先生優秀論文獎、杜聰明優秀論文獎、徐千田防癌研究基金會優秀論文獎等。

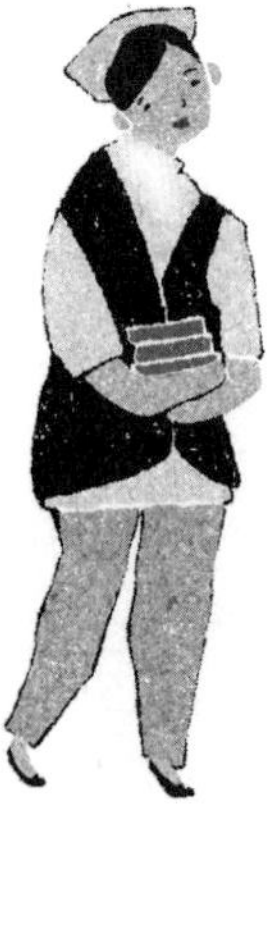

# 慈濟常模　醫界之光

文／葉怡君

對「不賺錢的、鑾冷門的兒童泌尿科」鍾情不悔的楊緒棣醫師，有時光哄孩子　乖乖做檢查，就要花很長的時間，但他卻甘之如飴。雖然研究發表的慈濟常模已留下世界紀錄，但楊緒棣仍繼續為孩子的健康努力著。

・・・

「或許是使命感的驅動吧！推著我不斷向前研究……。」台北慈濟醫院外科部主任、泌尿科主治醫師楊緒棣眼神中閃著光芒。小兒泌尿疾病治療費時又費心，受少子化的影響，小患者也愈來愈少，所以台灣泌尿科近一千位醫師當中，約只有百分之一的人投入這塊領域，楊緒棣是其中一位，但楊緒棣關注的不是治療的經濟效益，而是在如何幫飽受病痛折磨的孩子，重新找回健康天真的笑容。

## 迷你腹腔鏡取結石

「楊伯伯好！」一進診間，四歲的許姓雙胞胎兄弟謙謙和祐祐活力滿滿向楊緒棣打招呼。兩年來，這對兄弟飽受泌尿道感染之苦，尤其是哥哥謙謙症狀嚴重，三天兩頭發高燒，許爸爸時常抱著他跑醫院掛急診。謙謙剛開始在其他醫院治療時，先是往尿液逆流的方向檢查，後來又懷疑是膀胱直腸間的瘻管出了問題，但檢查報告全都正常。醫師後來又表示，小兒泌尿道感染有九成是受到包皮過長的影響，所以也替謙謙割包皮。然而問題並未解決，術後一星期，謙謙又開始發高燒。許爸爸心中焦急不已，無法專心工作，決定請長假親自照顧這對寶貝兒子，「即使我自己帶，非常謹慎小心了，孩子還是發生泌尿道感染，跑遍台北各大醫院，終於找到原因，原來年紀小小的兒子竟有鹿角結石。」

超音波檢查中，發現謙謙和祐祐各自的右邊腎臟，分別有四點二公分與五公分大的鹿角結石。因為鹿角結石沿著腎盂生長，較一般結石大，而且不同於草酸鈣結石是新陳代謝不良導致，鹿角結石肇因於細菌感染。

他院受限於設備，無法處理孩童的腎結石，於是許爸爸帶著謙謙和祐祐轉而向鑽研小兒泌尿道問題多年的楊緒棣尋求治療。鹿角結石超過兩公分，便無法使用體外震波擊碎，所以楊緒棣運用迷你腹腔鏡，先後替謙謙和祐祐取出結石，傷口僅有一公分，就將九成以上的石頭都清乾淨，再運用體外震波碎石，讓小結石隨尿液排出。

由於謙謙的病情較為棘手，手術過後，楊緒棣開始教許爸爸訓練謙謙尿尿。剛開始，謙謙的尿流速圖呈現鋸齒狀，表示謙謙如廁時會藉助腹部用力；許爸爸也發現謙謙總是尿得很吃力，斷斷續續的。幾個月的訓練下來，謙謙已能自然排尿，臉上不再是痛苦的表情。許爸爸欣慰的表示，「手術後，幾乎就沒有發生反覆發燒的情形，楊主任告訴我，如果能提早訓練他們排尿，就可以將感染的機率降得更低。」謙謙經過手術與排尿訓練，現在不只檢查報告數據正常，連照超音波也找不到石頭了。

## 慈濟常模成世界標準

「用國外的資料當標準，台灣的孩子也適用嗎？」、「正常小孩跟生病小孩的餘尿量一樣嗎？」一連串的疑問，讓原本精進於泌尿道手術的楊緒棣自二〇〇〇年開始，轉而投入兒童尿失禁、排尿障礙等研究。二〇一二在倫敦召開的「世界兒童尿失禁學會」（*ICCS*）上，楊緒棣領銜發表以「慈濟常模」（*Tzu Chi Nomogram*）為名的「兒童膀胱功能標準」。這項研究成果，經過全球專家重重鑑定認可，二〇一三年亞太泌尿醫學會在台北慈濟醫舉行，大會決議自二〇一四年起，將「兒童膀胱功能標準」的慈濟常模正式取代舊有標準，成為新的世界標準值。

世界兒童泌尿協會秘書長，美國籍醫師奧斯汀（*Paul Austin*）表示，「慈濟常模在全球小兒泌尿醫學上貢獻卓著，因為它找到不同年齡層孩童的正常尿餘量，並跨越了文化差異。」這項研究成果被世界重要學術期刊廣泛引用，未來不論是美國、西歐，或是全球各國都將受到該資料庫影響，複製經驗來治療孩童「尿不乾淨」，也就是孩童泌尿道感染的複雜問題。奧斯汀秘書長進一步說明，「台灣這份全球首創的兒童泌尿資料庫，未來可連結成人泌尿道問題進行追蹤，將具

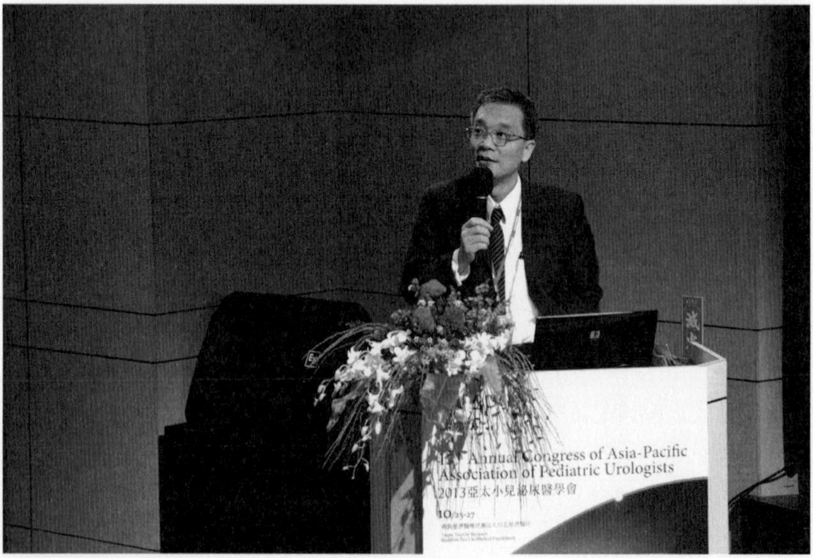


楊緒棣醫師在二〇一三亞太小兒泌尿醫學會發表「慈濟常模」研究結果。（攝影／郭素雲）

有更震撼性的成果。」

很多家長會問醫師：「我的小孩到底一天尿幾次才正常？」、「我家寶寶沒有感冒卻常常發燒，到底為什麼？」、「我兒子排尿量好少，這樣正常嗎？」對於孩子到底有沒有尿乾淨這個問題，以往根本沒有標準值，醫師也常被問得不知如何回答。過去評估兒童膀胱功能的標準，是採用二十年前匈牙利一個小鎮的二百名兒童所統計的數據，不僅資料庫老舊，被統計的兒童也橫跨各年齡層未做區分，讓醫界覺得數據可信度不高。

於是自二〇〇七年開始，楊緒棣與研究團隊，載著尿流速檢查器、膀胱超音波、無線藍芽傳輸、筆記型電腦等器材，走訪新北市新店、三峽區十幾家小學和幼稚園，耗時五年半蒐集並統計，最後完成一千兩百個有效樣本。「剛開始我把資料通通都蒐集回來，但怎麼看都沒有頭緒，怎麼想都想不通這些數據具有什麼意義……。」楊緒棣回想當時的沮喪，那真是一段難熬的時期。後來用土法煉鋼方式，楊緒棣把小朋友一個個找出來檢測尿流速圖，並計算餘尿量，並從這些健康兒童尿流速的常態，訂出六歲以下的孩童，餘尿量在二十毫升以下；七歲到十二歲的孩童，餘尿量在十毫升以下才算是尿乾淨。「『慈濟常模』這份資料最珍貴的價值，在於找到了什麼叫做兒童尿不乾淨。」楊緒棣說，有了這項兒童正常尿餘量的標準值後，未來可運用在治療兒童常見的疾病，例如兒童泌尿道感染、兒童尿失禁、水腎以及神經性膀胱等問題。

研究結果證實，尿不乾淨或憋尿者容易發生泌尿道感染，進一步恐導致腎膿瘍或急性腎臟炎，通常會以「發燒」來表現。孩子一旦泌尿道感染，治癒後一年內再發生的機率有三成；如果沒有好好治療，長大後還會留下程度不等的後遺症，如女生懷孕時可能容易流產或患妊娠高血壓，男生成年後約有半數會高血壓。

過去醫界對於孩童泌尿道感染的治療，多半是開立抗生素，讓孩童持續服藥直到五歲，結果孩童不僅牙齒變黃，連肝與腎也可能受到影響，長大後，容易產生抗藥性。楊緒棣指出，兒童泌尿道感染有可能是先天性疾病，像是腎水腫、輸尿開口異常，或是膀胱功能障礙，包含尿道括約肌放鬆不良或膀胱過動症等。

當楊緒棣一一完成基礎研究後，治療方式也跟著改變，例如當孩子發高燒找不出病因時，他建議一定要驗尿，確定泌尿道感染後，再趕緊用抗生素治療，療程結束後就停用。接著要找到孩童泌尿道感染原因，楊緒棣輔以訓練排尿姿勢、復

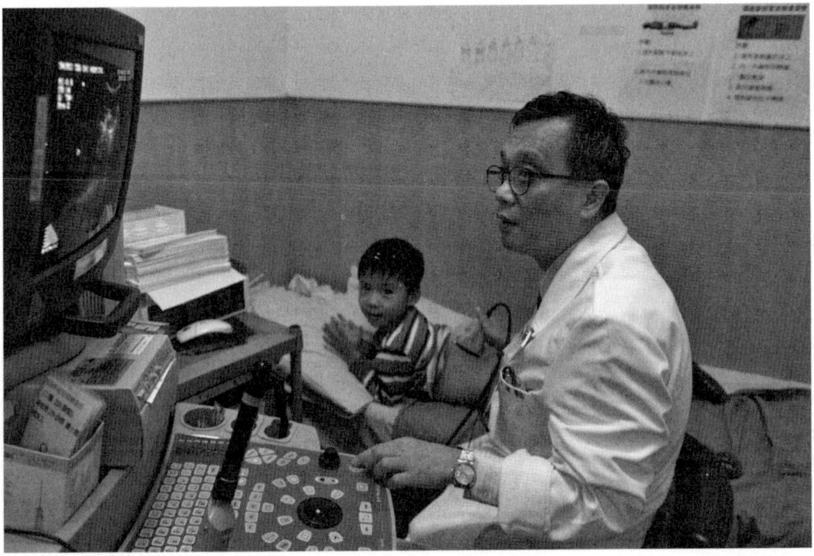

楊緒棣醫師幫飽受泌尿道感染之苦的孩子，找回健康天真的笑容。（攝影／吳裕智）

健以及手術等方法，來減少餘尿，降低感染復發的機率。截至目前為止，透過台北慈濟醫院的治療後，兒童泌尿道感染復發率僅有百分之五，遠低於國際統計數據的百分之三十。

家住嘉義的呂小弟弟因多次急性腎臟炎住院，一歲三個月大時，到台北慈院找楊緒棣治療，希望解決腎臟炎復發的問題。在連續四小時的排尿檢查中發現，兩次餘尿量分別為二十毫升和二十七毫升，排尿效率為百分之六十七．七和五十七．一。楊緒棣鼓勵媽媽幫呂小弟弟作如廁訓練，早一點促進膀胱與尿道間的協調性。訓練不到一個月，呂小弟弟就能配合母親的口哨聲等小便了，餘尿量逐步下降到十毫升以下。自排尿訓練後，呂小弟弟也停止使用預防性抗生素，半年後的檢查中，發現呂小弟弟尿液逆流的情形消失了，也未再因急性腎臟炎發燒而入院。

現今在醫療上，楊緒棣花更多時間在幫孩子將尿液排空，他自我解嘲說自己是「放下屠刀」的外科醫師，至今仍舊對「不賺錢的、蠻冷門的兒童泌尿科」鍾情不悔；有時小病人進診間，光哄孩子乖乖做檢查，就要花很長的時間，但楊緒棣卻甘之如飴。雖已為台灣在世界留下紀錄，但楊緒棣和研究團隊依然堅守崗位，繼續為國家未來主人翁的健康努力著。

・・・

**白袍心語**／楊緒棣

十年前的某日，在台北慈濟醫院工地和證嚴法師第一次見面時很訝異，怎麼有人如此自信地說「信己無私，信人有愛」。當時心想「人不為己，天誅地滅」不是人性嗎？眼前的師父果真無私為大眾嗎？帶著疑問，我加入了慈濟的大家庭。

十年來，我參與了多次賑災，遇見來自各行各業的善心人士，專業能力雖各異，愛心卻一致。同行許許多多的慈濟人，臉上誠摯的笑容也感染我越做越歡喜，彼此間不斷地相互感恩，融化我堅硬的心，也逐漸學會了「知足與感恩」。

除了在小兒泌尿領域持續精進外，於擔任泌尿科主任及外科部主任期間，我學會了「善解與包容」。剛開始有一些意見與醫院同仁相左，難免有情緒，後來學習採取比較溫和的態度，包容不同的想法與個性，並多花時間溝通，近三年來，外科部的死亡率都能維持在低點，是全體同仁努力的結果。

在管理上，我也學習到慈濟特殊的「以愛為管理，以戒為管理」的理念，調整開刀房的排班時間，協調人力讓所有護理人員可以安排休閒時間，安定了大家因工作壓力而惶惶不安的心。二〇一四年比二〇一三年手術檯數增加百分之四．八，加班時數卻減少了百分之六，我們不只是度過了人員流動的危機，還創造奇蹟了，愛真的是一個不可思議的力量啊！

二〇一四年我終於排除萬難完成培訓，正式成為慈濟志工的一份子，這份得來不易的因緣，我十分珍惜。

# 膽大心細　刀刀救命

文／吳燕萍

歷經無數搶救生命的時刻，伍超群醫師心中永遠是「救人第一」。雖然動輒站在手術檯前十多個鐘頭，但看到病患恢復健康，重現生機，就認為一切都值得。伍超群膽大心細面對每一個病患的生命關卡，他要刀刀都能救命。

• • •

「原以為自己會一直插著管子引流，直到虛弱往生為止……。」想到自己一度輕生，卻在台北慈濟醫療團隊挽救下重燃生機，陳女士不禁熱淚盈眶。

## 罕病現生機

二〇〇八年底，陳女士感覺身體不舒服，體重直線下滑到只剩下四十多公斤，持續下去將會因為營養不良，有生命的危險。陸續進出幾家大型醫院急診、住院治療，醫師診斷出她有嚴重的「淋巴乳糜滲漏」，儘管他院醫師曾經為她進行剖腹探查，但是打開腹腔後，卻無法找出確切的滲漏位置。長期的醫療過程，折磨又辛苦，讓陳女士幾度有輕生的念頭。

歷經病痛折磨、求醫無門的陳女士，經親戚介紹，於二〇〇九年來到台北慈濟醫院，希望能找尋一線生機。胃腸肝膽科王嘉齊醫師與一般外科伍超群醫師會診後，建議陳女士禁食一個半月，並接受「中心全靜脈營養」治療，觀察後續情形，再評估是否要開刀。

在禁食和全靜脈營養治療過程中，常常聽到營養不良而顯瘦弱的陳女士喊餓，醫護團隊都很不捨。後來情形稍微穩定，她被允許吃點流質的稀飯，當喝下第一口稀飯時，她激動的說：「從來都不知道稀飯這樣好吃！我覺得好幸福！」

## 絕處見曙光

通常淋巴乳糜滲漏的問題，用保守的方式讓破損處慢慢癒合也能治癒。在禁食及全靜脈治療後，陳女士乳糜滲漏的量雖然變少了，但每天仍然有六百毫克的腹水流失，實在很罕見。王嘉齊與伍超群看到陳女士的樣子實在很危險，因為長期營養不良，免疫力降得很低，可能會併發其他疾病；而且陳女士的腹水把橫隔膜擠出破洞，乳糜液流進胸腔中，肺部不但積水，也一直被擠壓無法擴張，造成呼吸衰竭，危害到生命。

雖然透過淋巴攝影大致找出可能在胰臟附近的滲漏位置，但胰臟位置深，淋巴管細如髮絲又隱㪚，要找出破洞加以修復，並非易事。所以到底要不要為陳女士開刀，伍超群十分扎掙，「外科手術就像在打仗一樣，你要知道身體裡的敵人在哪裡，陳女士肚子裡的組織都沾黏在一起，加上長期泡在水中，更難找到漏出乳糜液的正確位置。」陳女士已在前一家醫院被宣告找不出滲漏處，又被兩家醫院拒收，如果再讓她承受一次身體上的痛苦卻仍然束手無策，等於是宣判病人沒救了。伍超群無奈的說：「不能眼睜睜看著陳女士每況愈下，真的是兩難……。」這真是個超級棘手的大難題，但伍超群任決定跟這難纏的問題拚了！

於是伍超群遍查國內外醫療文獻，希望能為陳女士找到適當的治療依據。同時將最壞的情形跟陳女士溝通，陳女士深知這身病很難纏，治好它，需要仁心、耐心和細心，面對用心的醫護團隊，陳女士願意接受所有結果。既然得到病人的信任與支持，伍超群非常清楚再拖下去恐怕來不及。二〇〇九年九月十四日，經歷四個半小時的手術，伍超群在陳女士胰臟頭附近找到淋巴乳糜滲漏口，並予以緊密縫合，再用高價的人體組織黏著劑，將周圍填補起來。術後經十天觀察，陳女士腹水情形明顯改善，每天流出乳糜逐漸清澈減少，最後全部沒了。

台北慈濟醫院跨科醫療團隊全力總動員，胸腔外科醫師先幫陳女士進行橫隔膜修補手術，解決了肺積水問題；核子醫學科程紹志主任，利用淋巴攝影找出可能在胰臟附近的滲漏位置；胃腸肝膽科王嘉齊主任和營養師也協助禁食及全靜脈營養治療；透過醫療儀器、病理研究，以及臨床經驗，最重要的是那份不放棄任何希望的心，通力合

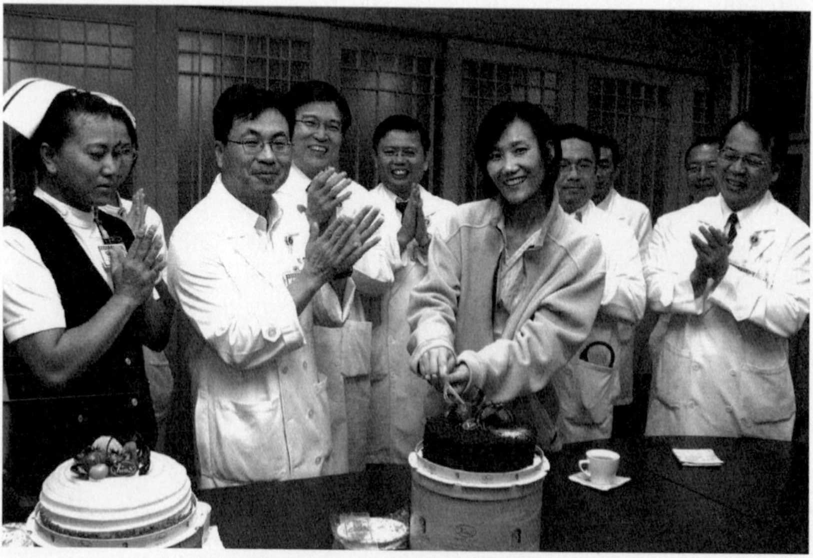

伍超群醫師的妙手為陳女士找回健康，重獲新生。（攝影／馬順德）

作救了陳女士的身，更救了她的心。本來認為自己的病是絕症，人生毫無希望，沒想在絕處竟能見到曙光，台北慈濟醫院醫療團隊的專業和用心，給了陳女士一線生機，對她來說猶如救命恩人。

伍超群和醫療團隊當年費盡心思，努力運用各種醫療診斷及方法，雖然壓力沉重，但看到重獲新生的陳女士，活得自在，所有壓力頓時化為甜美的甘露。醫療團隊的成功出擊，不但幫陳女士解除淋巴乳糜滲漏罕見疾病的危機，更為台北慈濟醫院在醫療專業上的表現，寫下重要的歷史紀錄。

## 足球般大的肝腫瘤

從事營建工作的吳先生，不抽菸、不飲酒，沒有不良嗜好，循規蹈矩，只是有個特殊興趣，那就是喜歡自己當「醫生」。長期做著耗費體力的粗重工作，有坐骨神經疼痛和胃痛的症狀，但吳先生不曾為此就醫，反而自己當起「醫生」，每每疼痛時，就到藥房買成藥服用；也常為了趕工程熬夜，疏忽了身體的狀況，更不知體內有個破壞份子——B型肝炎，在悄悄破壞肝臟功能的同時，也埋下致命的危機。

二〇一三年十一月，吳先生長期的胃痛加劇，他一如往常買成藥吃，但這次完全沒效，太太非常擔心，趕緊帶他到台北慈濟醫院就診。胃腸肝膽科陳建華醫師安排吳先生照胃鏡，初步看出吳先生有胃食道逆流的現象，接著做超音波檢查，才發現吳先生右側肝臟有顆巨大的腫瘤。陳建華立即將吳先生轉診給一般外科伍超群主任。做了電腦斷層等檢查後，伍超群診斷吳先生右邊肝臟有十八公分的腫瘤。

在肝臟腫瘤手術鑽研甚深、臨床經驗豐富的伍超群，體認到這將是一場要膽大心細、與時間賽跑的奮戰。十八公分的腫瘤直徑有如足球般大小，動刀與不動刀都有風險，伍超群仔細分析治療方式：「如果用傳統手術將右肝腫瘤一次切除，會造成左肝體積不足以維持吳先生身體機能運作，肝衰竭的風險大增。而且這麼大的腫瘤容易破掉出血，造成生命危險；就算不處理，也很快的會肝內轉移，就是右邊的肝腫瘤轉移到左邊，所以還是要積極處理；不然的話只能做栓塞，但存活時間不超過半年。」

當時吳先生的腫瘤已有破裂出血現象，考量腫瘤生長速度高於一般正常細胞，伍超群決定先做門靜脈結紮，「門靜脈供應肝臟正常細胞養分，而不是供應腫瘤細胞，所以把右肝門靜脈結紮，將所有供應右肝的血源切斷，讓大部分的血液去供應左肝，『養大』左肝。」於是第一階段的手術，在二〇一三年十一月二十五日順利完成。

## 與時間賽跑

第一階段門靜脈結紮手術的目的在於讓左邊的肝臟長大。一般人的肝臟生長速度平均需要四周到三個月的時間，而正常肝臟細胞成長時腫瘤也會變大，所以兩次手術的間隔不能太久。第一次手術完成後，醫護團隊用心監控吳先生的術後狀況；六周後，吳先生肝功能指數已達標準，二〇一四年一月九日，展開近十八個小時的第二階段手術，成功摘除了右肝腫瘤。

經過一年三個月的療養，吳先生肝臟復原狀況良好。診間裡，吳先生看著電腦螢幕上自己肝臟目前的狀況，伍超群詳細解說：「從電腦斷層計算看來，已經比去年十一月術後的正常肝臟變大很多。」這番話聽得吳先生滿臉歡喜，對伍超群更是充滿感激，「感謝伍醫師，感謝台北慈院醫師、護理師的付出，幫我拿出巨大的腫瘤。」十七、八個鐘頭的手術，對醫療團隊和病患都是

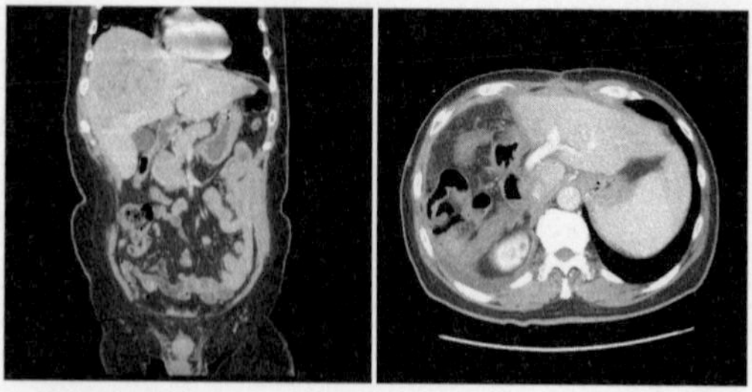

右／吳先生肝腫瘤術前。左／吳先生肝腫瘤術後。

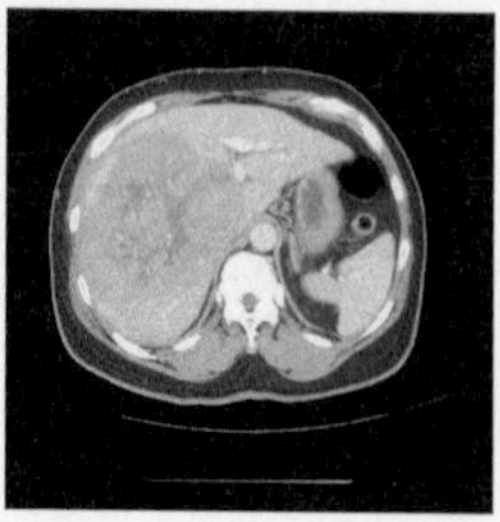

吳先生肝腫瘤術後，正常的肝變大。（圖片提供／伍超群）

場硬戰，能成功，很危險，也是奇蹟。

面對這樣病例，伍超群欣慰的表示：「照理來講，像吳先生這樣的病症，復發率很高，切除率很低，所以很多肝腫瘤患者不願意接受這種兩階段式的手術，而希望一次開，但一次開風險很高，可能開完就肝衰竭了。如果病患願意配合，相信成功率會高很多。一般來講，若是腫瘤未清除乾淨，或是有轉移，大約一年內都會發現，但吳先生已治療一年三個月，斷層掃描和超音波檢查都正常，精神也很好，相信以後會愈來愈好。」伍超群說：「這是個蠻成功的案例。」

歷經無數搶救生命的時刻，伍超群心中永遠是「救人第一」。看到病患可以恢復健康，重現生機，動輒站在手術檯前十多個鐘頭的伍超群認為一切都值得。每一個病患的生命關卡，伍超群膽大心細的面對、治療，他要刀刀都能救命。

**白袍心語／伍超群**

二〇〇一年從他院轉任花蓮慈濟醫院三年多後，與張耀仁副院長一起回到台北慈濟醫院服務。初來時是醫院草創時期，人力較少。歷經十年，醫院運作慢慢成熟，在醫療上，諸如醫生、技術、學術的部分也都有傲人的成績。感受最深的是，這十多年來健保制度的改變。醫療的普及化雖可嘉惠大眾，但也造成醫療資源浪費、患者過度頻繁使用醫療資源，相對讓醫護工作過量、醫護人員疲於奔命，不免影響醫護人員的流動。一個醫院的穩定，不是只有醫師，各科人員都要合作穩定，醫院才會成熟成長，才能給病人好的醫療環境。

證嚴法師常提醒我脾氣不好的問題，這是外科醫師的通病。外科醫師常立即看到病人病況的變化，會以排除病人急症為優先，所以不可否認多數外科醫師比較急躁。我會盡量注意態度，也希望大家能給予外科醫師多一些體諒。臨床上如果有一些行為語言不恰當，在此懇請見諒，這是外科醫師容易忽略且要修練的地方，也是我十年來努力進修的部分，證嚴法師講的話，我都擺在心裡面。

目前科內醫師們都在外科的專業領域鑽研，希望能朝世界性的醫療研究邁進。下個十年，我們將主軸放在教育及研究上。由於外科的學習相當複雜，牽涉的器官多，還有許多專業方面須精進，相對學習和養成時間長，因此願意投入的學生較少，這是我們目前遇到的困境，但我們仍會努力，將所學傳承給後進。至於研究方面，胃癌、肝癌，還有代謝症候群的領域，都是我們未來要努力的方向，更是我們自詡再創新局的期待。

# 誠情之愛

## 守護生命無止盡

作　　者／趙有誠、黃思誠、李裕祥、楊緒棣、蔡立平、
伍超群、黃玄禮、蘇萬福、藍青進、曾效祖、
楊美貞、趙露露、周博智、吳典育、許博智、
朱文姣、沈玉蓮、胡淑惠、洪崇豪、王慧蘭、
徐莉惠、葉怡君、吳燕萍
發 行 人／王端正
總 編 輯／王志宏
叢書編輯／黃政榕
美術指導／邱金俊
總 策 畫／趙有誠
企畫編輯／台北慈濟醫院公共傳播室
志工協力／朱英彥、朱文姣、沈玉蓮、胡淑惠
出 版 者／經典雜誌
地　　址／台北市北投區立德路二號
電　　話／(02) 2898-9991
劃撥帳號／09924552
戶　　名／經典雜誌
製版印刷／禹利電子分色有限公司
經 銷 商／聯合發行股份有限公司
地　　址／新北市新店區寶橋路235巷6弄6號2樓
電　　話／(02)2917-8022
出版日期／2016年3月初版一刷
定　　價／新台幣280元

國家圖書館預行編目資料

誠情之愛：守護生命無止盡／臺北慈濟醫院作
-- 初版. -- 臺北市：經典雜誌，
慈濟傳播人文志業基金會，2016.03
248面；15x21公分
ISBN 978-986-6292-73-6（平裝）

1.佛教慈濟綜合醫院 2.醫療服務 3.文集

419.333　　105003704